· 四川大学精品立项教材 ·

病理学实习指导

*B*INGLIXUE SHIXI ZHIDAO

主　审　周　桥
主　编　张文燕
副主编　蒋莉莉　王威亚　何　度
编　者（按照音序排序）

陈卉娇　陈　铌　陈雪芹　高立敏　龚　静
何　度　江　丹　蒋莉莉　姜　勇　李金男
李　琳　刘键平　鲁昌立　聂　玲　庞宗国
苏学英　唐　颖　王威亚　魏　兵　徐　缓
徐　苗　叶云霞　余天平　张红英　张孟尼
张文燕　张　璋　赵　莎　周　萍

四川大学出版社

责任编辑:许　奕
责任校对:马　佳
封面设计:墨创文化
责任印制:王　炜

图书在版编目(CIP)数据

病理学实习指导 / 张文燕主编. —成都：四川大
学出版社，2019.4（2023.7 重印）
四川大学校级立项教材系列
ISBN 978－7－5690－2364－0

Ⅰ.①病…　Ⅱ.①张…　Ⅲ.①病理学－实习－高等学
校－教学参考资料　Ⅳ.①R36-45

中国版本图书馆 CIP 数据核字（2018）第 210560 号

书名　**病理学实习指导**

主　　编　张文燕
出　　版　四川大学出版社
地　　址　成都市一环路南一段24号（610065）
发　　行　四川大学出版社
书　　号　ISBN 978－7－5690－2364－0
印前制作　跨克
印　　刷　成都市新都华兴印务有限公司
成品尺寸　185 mm×260 mm
插　　页　45
印　　张　8
字　　数　330 千字
版　　次　2019 年 4 月第 1 版
印　　次　2023 年 7 月第 3 次印刷
定　　价　68.00 元

◆读者邮购本书，请与本社发行科联系。
　电话：(028)85408408/ (028)85401670/
　(028)85408023　邮政编码：610065
◆本社图书如有印装质量问题，请
　寄回出版社调换。
◆网址：http:// press.scu.edu.cn

教学建议

一、实习课的目的

病理学实习课是病理学教学的重要环节，其目的在于帮助学生：①通过标本及切片观察，学会正确观察、描述病变，培养敏锐、细致的观察能力；②观察、描述病变的镜下特点，并结合器官大体形态改变，联系其机能变化及疾病的临床表现，作出正确的病理诊断，分析疾病的发生、发展及结局，加深对病理学理论知识的理解，为临床课程的学习打下坚实的基础。

二、实习课的内容和方法

病理学的实习内容包括观察病变器官的大体标本、组织切片，观看幻灯片和电视录像，参与课堂病案讨论及尸体解剖见习等。

（一）大体标本、组织切片的观察

1. 大体标本的观察和诊断

标本来源：为手术切除或尸体解剖所获得的病变器官，亦有少数标本来自实验动物。

观察方法：辨认器官；注意器官的体积、形状、颜色、硬度、表面及切面的特点，并与正常器官对比，发现病变；仔细观察病变的特点，综合分析，作出大体病理诊断。

观察要点：①体积有无增大或缩小。器官增大时被膜紧张，血管紧绷；缩小时被膜皱缩，血管弯曲。②表面是否光滑，有无渗出物，被膜有无增厚或变薄。③出血时可见暗红色片状病变区，黄绿色提示胆汁浸染，灰黄色或灰白色且其组织正常纹理消失，提示坏死。④结构是否正常，有无病灶；管道/空腔器官需注意管腔壁的厚度，有无内容物，是何性状。⑤病灶的情况，注意病灶数目、大小、形状、颜色、部位、分布、质地、有无被膜，以及与周围组织的关系等。

诊断：根据病变特点，结合理论知识，作出大体病理诊断。正确的病理诊断为器官名加病变/疾病名，如肝阿米巴脓肿、肺腺癌等。

2. 组织切片的观察和诊断

组织切片制作：取自病变器官的组织，经固定、脱水、石蜡包埋、切片、染色等过程制备。常用的染色方法为苏木素－伊红染色（Hematoxylin-eosin staining，HE），嗜酸性物质呈红色（如细胞质），嗜碱性物质则呈蓝紫色（如细胞核）。

1

观察方法：①用肉眼或放大镜观察组织切片的结构（疏松、致密），颜色是否均匀，并注意分清切片的正反面；②用低倍镜按从左到右或从上到下的顺序对切片进行全面观察，辨认器官组织，找出病变，确定病变范围及其与周围组织的关系；③用高倍镜仔细观察病变部位的结构（实质和间质）和细胞特点；④观察非主要病变部位有无改变及改变的特点。

诊断：综合分析所见病变的特点，作出病理诊断，病理诊断书写方式同上。

3. 观察大体标本、组织切片的注意事项

（1）要用动态和发展的观点进行观察。实习课时所观察的大体标本及组织切片仅能反映取材时病变的情况，故只是疾病过程中某一阶段的状态。为了解疾病发生发展的全过程，需将所观察到的某一时期的病变结合所学的理论知识，综合分析病变的发生、发展及结果。

（2）实习所观察的大体标本已经过10％福尔马林固定，器官的大小、颜色、硬度与新鲜标本有所不同。

（3）要注意局部与整体、形态与机能的相互联系和影响，从病变出发，结合患者的临床症状和体征，联系临床病理，进行全面分析。

（4）病变器官的改变通常是复杂的，观察时要注意抓住主要的病变特点，去粗取精，去伪存真，作出正确的病理诊断。

（5）病理学实习时，需做好有关理论课知识的复习，并回顾解剖学、组织学、分子细胞生物学、微生物学、寄生虫学等相关知识。

（二）病案讨论

1. 病案讨论的目的

阅读典型病例的临床病理（包括尸体解剖）资料，结合所学的病理学知识，在教师指导下进行讨论，加深对理论知识的理解，培养分析问题和解决问题的能力。

2. 讨论要求及注意事项

（1）根据肉眼及镜下所见的病理变化，结合临床表现，作出主要病理诊断。

（2）分析病变的发生、发展以及主要病变之间的联系。

（3）分析病变和主要临床表现的关系。

（4）若为尸体解剖病例，应讨论患者的主要死亡原因。

（5）学生在课前需认真阅读有关的病例资料，运用所学的病理学及有关基础学科知识，写出发言提纲并积极参与讨论。

（三）电化教学

配合教学内容，放映相关章节的录像或电影，强化教学效果。

三、实习报告

书写实习报告的目的在于培养学生观察、认识病变的能力和文字表达的能力，加深对知识要点的理解。教师批阅实习报告，将有助于了解学生的学习情况，及时发现和解决教学中存在的问题。

实习报告的形式有描述大体标本、组织切片的特点，绘制组织学变化图，回答问题以及写出病案讨论的发言提纲等。大体标本及组织切片的病变描述要全面、准确，重点突出，文字简练通畅，条理清楚。绘图要求能表现出器官的特点和病变的重点，大小比例和色彩适当，并加以简明扼要的文字注释。

四、实习课规则

（1）遵守纪律，按编号入座和取用显微镜及组织切片。

（2）爱护显微镜、大体标本及组织切片。如有损坏应及时报告，并根据学院/教研室相关规定赔偿。

（3）保持肃静，不得喧哗、谈笑，严禁吸烟、随地吐痰和乱丢纸屑。

（4）保持室内整洁。每次实习完毕，值日生应按编号归还大体标本，做好实习室清洁，关闭水电门窗。

（5）不得穿拖鞋入实验室。

附：使用显微镜的注意事项

（1）双手取用显微镜。

（2）开关光源时，应先将显微镜灯泡亮度调至最小；暂时离开（如观察大体标本）时，可不必关闭光源，但需将亮度调到最小，以延长灯泡的使用寿命。

（3）转换物镜时，先将载物台降低，注视组织切片与目镜的距离，缓慢升高载物台，防止压碎组织切片。

（4）调焦时应松开粗调焦螺旋的固定器。

（5）保持显微镜的清洁。

（张红英，张孟尼）

目 录

第一章　细胞和组织的适应、损伤和细胞死亡
（Adaptation，Injury and Cell death）

第一节　适应（Adaptation）

一、目的要求

• 掌握萎缩、肥大、化生的概念及形态学特征。

二、观察内容

病变	大体标本	组织切片
萎缩	肾压迫性萎缩 颗粒性肾固缩 脑压迫性萎缩	肝细胞萎缩 心脏褐色萎缩
肥大	心脏肥大	心脏肥大
化生		支气管黏膜鳞状上皮化生 胃黏膜肠上皮化生

三、观察要点

（一）萎缩（Atrophy）

1. 肾压迫性萎缩（Pressure atrophy of kidney）

病史　患者，女，43 岁。反复发作性右下腹疼痛 9 年，发作时痛如刀绞。X 光平片见右输尿管上段有一结石，右肾体积增大，肾盂积水。

大体标本

• 肾体积增大，表面呈结节状，近端输尿管增粗。

• 切面见肾盂、肾盏扩张，肾实质变薄（正常厚 2～2.5cm），皮、髓质分界不清，肾锥体消失。

思考

• 该肾脏体积增大，为何称萎缩？

2. 颗粒性肾固缩（Granular atrophy of kidney）

病史　患者，男，50 岁。反复血尿、蛋白尿、高血压 12 年。1 年前出现多尿、夜尿增多。近来尿少，时有恶心呕吐。死于肾衰竭。

大体标本

- 肾体积缩小。表面不光滑，呈弥漫分布的细颗粒状。切面见肾实质变薄，皮、髓质分界不清。肾盂周围脂肪增多。

3. 脑压迫性萎缩（Pressure atrophy of brain）

病史 患者，女，5岁。发热、头痛、呕吐1天，意识丧失半天。脑脊液培养查见结核分枝杆菌，诊断为结核性脑膜炎。入院后，头颅进行性长大，头皮静脉怒张。呼吸不整齐，频繁呕吐，抢救无效死亡。

大体标本

- 脑组织表面脑沟变浅，脑回变平、变宽。
- 切面见脑实质变薄，脑室扩张。

4. 肝细胞萎缩（Hepatocyte atrophy）

病史 患者，女，35岁。被诊断为风湿性心脏病8年。近来心悸气促加重，咳粉红色泡沫痰。

组织切片

- 低倍镜观察：肝小叶轮廓存在。小叶中央区染色较红，可见红细胞或红细胞影。
- 高倍镜观察：肝小叶中央静脉及肝窦扩张、充血。肝细胞索变细、变窄，肝细胞数量减少、体积缩小。肝小叶周边及界板处肝细胞大小不等。部分肝细胞细胞质内有大小不等的圆形空泡。

思考

- 该病例的肝细胞萎缩由何所致？

5. 心脏褐色萎缩（Brown atrophy of heart）

组织切片

- 心肌纤维较正常变细、变短。
- 心肌细胞细胞质内可见折光性较强的脂褐素颗粒，呈棕褐色。

（二）肥大（Hypertrophy）：心脏肥大（Hypertrophy of heart）

病史 患者，男，65岁。反复头昏、头痛10余年。患高血压未经正规治疗。1小时前与人争执时突然昏倒，救治无效死亡。

大体标本

- 心脏体积增大，左心尤为明显。
- 切面见左心室壁及室间隔增厚（正常厚0.8～1.2cm），肉柱及乳头肌增粗，左心室腔相对缩小。

组织切片（图1-1-1）

- 低倍镜观察：心肌束增粗，间质相对减少。
- 高倍镜观察：心肌纤维增粗、变长，分支较多。心肌细胞核变大、深染。

思考

- 该例属于哪种类型的肥大？

（三）化生（Metaplasia）

1. 支气管黏膜鳞状上皮化生（Squamous metaplasia of bronchus mucosa）

病史 患者，男，39 岁。反复发作咳嗽、咳脓痰、痰中带血 20 余年。1 天前咳嗽后发生大咯血，急诊入院行肺叶切除术。

组织切片（图 1−1−2）

• 细、小支气管管腔扩张。

• 部分支气管黏膜上皮由假复层纤毛柱状上皮移行变为复层鳞状上皮细胞。上皮下、黏膜固有层内淋巴细胞、浆细胞浸润。

思考

• 该化生对机体有什么利弊？

2. 胃黏膜肠上皮化生（Intestinal metaplasia of gastric mucosa）

病史 患者，女，40 岁。反复上腹部不适伴食欲减低、消瘦 7 年。临床诊断为慢性胃炎。

组织切片（图 1−1−3）

• 胃黏膜变薄。固有腺体减少、体积缩小。黏膜固有层内淋巴细胞浸润，可见淋巴滤泡形成。

• 胃小凹和腺上皮内可见杯状细胞或细胞质有红染颗粒的潘氏细胞。

思考

• 请解释患者食欲减低的原因。

（张文燕，高立敏）

第二节 细胞损伤——细胞内（外）物质积聚
（Cell injury——accumulation of materials inside/outside of the cell）

一、目的要求

• 掌握常见细胞内（外）物质积聚的概念、好发部位及形态学特征。

二、实习内容

病变	大体标本	组织切片
细胞肿胀		肾小管上皮细胞水样变
		肝细胞水样变
脂肪变	肝脂肪变	肝脂肪变
玻璃样变	脾被膜玻璃样变	脾中央动脉玻璃样变
		结缔组织玻璃样变
		肾小管上皮细胞玻璃样变
含铁血黄素沉着		肺含铁血黄素沉积
病理性钙化		淋巴结结核或动脉粥样硬化

三、观察要点

（一）细胞肿胀（Cellular swelling）

1. 肾小管上皮细胞水样变（Hydropic change of tubular epithelia of kidney）

病史 患者，女，1 岁。发热、咳嗽、呼吸困难 4 天。临床诊断为小叶性肺炎，死于呼吸衰竭。

组织切片

• 低倍镜观察：病变主要分布于皮质区的近曲小管。近曲小管增粗。上皮细胞体积增大，突向管腔。管腔狭窄而不规则。

• 高倍镜观察：上皮细胞界限不清，胞质丰富而淡染。在浅红色的淡染背景上可见许多大小较为一致的红色细小颗粒。细胞核改变不明显。

2. 肝细胞水样变（Hydropic change of hepatocytes）

病史 患者，男，30 岁。肝区隐痛、食欲下降、疲乏无力 3 周。体格检查：肝大、压痛。血清谷丙转氨酶升高。临床诊断为病毒性肝炎，行肝穿刺活检。

组织切片（图 1-2-1）

• 低倍镜观察：肝小叶结构紊乱，肝索变宽、拥挤、不易辨认，肝窦扭曲、狭窄、闭塞。

• 高倍镜观察：肝细胞体积增大。肝细胞细胞质疏松变空，呈网状或透明，胞核居中，染色变浅。

（二）细胞脂肪变（Cellular fatty change）

1. 肝脂肪变（Fatty change of liver）

病史 患者，男，57 岁。嗜酒 30 余年。因车祸意外死亡。

大体标本

• 肝组织一块。体积增大，被膜紧张。

• 表面、切面均为黄色。

• 切面有油腻感，边缘略外翻。

组织切片（图 1-2-2）

• 低倍镜观察：肝小叶结构基本存在。大部分肝细胞体积增大，致肝索拥挤、紊乱。肝窦扭曲、狭窄甚至消失。

• 高倍镜观察：肝细胞细胞质内见大小不等、分布不均、周界清楚的圆形空泡。有的空泡较大，将细胞核挤至细胞一侧。

思考

• 如何证实肝细胞细胞质内的空泡为脂滴？

2. 心肌脂肪变（Myocardial fatty change）

大体标本

• 左心室心内膜下，尤其是乳头肌处，可见成排的黄色条纹与正常的红褐色心肌相间存在，似虎皮斑纹，故有"虎斑心"之称。

（三）玻璃样变（Hyaline change）

1. 结缔组织玻璃样变（Hyaline change of connective tissue）

病史　患者，女，24 岁。左手臂烫伤后，皮肤瘢痕疙瘩逐渐增大 5 年，予以切除。

大体标本

• 皮肤组织一块。表面有一结节状隆起，长约 5cm，颜色变浅。

• 切面灰白、致密，可见纵横交错的条索状结构。

组织切片（图 1-2-3A）

• 真皮内部分区域胶原纤维增粗，相互融合成均质无结构的红染梁状或片状结构。

• 纤维细胞少，可见梭形裂隙。

2. 浆膜结缔组织玻璃样变（Hyaline change of serosa connective tissue）

大体标本

• 肺或脾。肺胸膜脏层或脾被膜范围不等地增厚，灰白色，呈半透明斑片状。

组织切片

• 被膜增厚。胶原纤维增多，相互融合成均匀一致无结构的红染物质，失去原有结构。

• 病变旁可见正常被膜纤维组织。

3. 脾小动脉玻璃样变（Hyaline change of splenic arteriole）

病史　同心脏肥大（本章第一节）。

组织切片

• 脾中央动脉及分支的管壁增厚、均质红染。正常分层结构不清。管腔不同程度狭窄。

4. 肾细动脉玻璃样变（Hyaline change of renal arteriole）

病史　同心脏肥大（本章第一节）。

组织切片（图 1-2-3B）

• 肾小球附近可见深红染的细小动脉。

• 动脉壁增厚，均质红染，管腔变小。

5. 细胞内玻璃样变（Intracellular hyaline change）

组织切片

- 肾近曲小管上皮细胞内有大小不一、均质红染的圆形颗粒。

（四）肺含铁血黄素沉积（Hemosiderosis of lung）

病史 同肝细胞萎缩（本章第一节）。

大体标本

- 肺组织较实，透过胸膜可见黑色（炭末沉积）和棕色斑点。
- 切面见肺组织较致密，可见较多散在分布的棕褐色斑点（故称肺褐色硬化）。

组织切片

- 肺泡大小及形状不一，肺泡壁厚薄不均，小叶间隔纤维组织增生。
- 肺泡壁和肺间质内有棕褐色颗粒沉积。部分肺泡腔内有吞噬棕褐色颗粒的巨噬细胞。

（五）病理性钙化（Pathological calcification）

组织切片（淋巴结结核或主动脉粥样硬化组织）

- 在干酪样坏死区或动脉壁玻璃样变区可见多少不一的蓝色颗粒聚集成灶。

（张文燕，高立敏）

第三节　细胞死亡（坏死和凋亡）
（Necrosis and Apoptosis）

一、目的要求

- 掌握细胞坏死的基本病变、类型及各型的形态特征。
- 掌握凋亡的概念及形态特征。
- 掌握下列概念：萎缩、坏死、化生、钙化、坏疽、机化、凋亡、溃疡、糜烂、空洞、虎斑心、窦道、瘘管。

二、观察内容

病变	大体标本	组织切片
细胞坏死		
凝固性坏死	脾或肾凝固性坏死	肾凝固性坏死
液化性坏死	脑液化性坏死	
	肝液化性坏死	
干酪样坏死	肾结核	淋巴结结核
	淋巴结结核	
干性坏疽	足干性坏疽	
湿性坏疽	小肠湿性坏疽	
纤维素样坏死		结缔组织纤维素样坏死
坏死结局	肺空洞	
	胃溃疡	
	肺钙化结节	
细胞凋亡		病毒性肝炎

三、观察要点

（一）坏死（Necrosis）

1. **脾或肾凝固性坏死**（Coagulative necrosis of spleen or kidney）

病史 患者，女，28 岁。既往亚急性细菌性心内膜炎病史，晨起活动时突发左季肋区剧痛，遂急诊入院。CT 显示脾脏及左侧肾脏内见楔形低密度影。

大体标本

• 表面：可见灰白色或灰黄色不规则区域，该区域被膜略高于周围组织或欠光滑，且与周围组织分界较清楚。

• 切面：病变区域呈灰白色或灰黄色，失去正常结构，无光泽，质致密，多呈楔形或扇形（亦可不规则），基底朝向被膜，尖端指向器官门部。

• 部分病灶周围可见黑红色或棕黄色的充血出血带。

组织切片（图 1-3-1）

• 肉眼观察：病变区呈三角形，淡染。

• 低倍镜观察：坏死区内肾正常结构不清，仅可见肾小球、肾小管轮廓。坏死区周围可见不规则的充血出血带。

• 高倍镜观察：坏死区肾小球、肾小管及间质正常细胞结构消失，胞质均质红染，核固缩、碎裂或消失。坏死区周围肾小管上皮细胞不同程度水肿。

2. **干酪样坏死**（Caseous necrosis）

（1）**肾结核**（Tuberculosis of kidney）

病史 患者，男，35 岁。尿频、尿急、尿痛伴血尿 7 月余，消瘦伴顽固性血尿半年。胸片：左上肺陈旧结核病灶。尿培养结核杆菌（+）。手术切除病肾。

大体标本

- 肾体积增大，表面呈结节状。
- 切面见肾实质内（肾乳头部最重）有数个大小不等的黄白色坏死区，质松软，细腻似奶酪。部分坏死组织脱落形成空洞。空洞壁见残余黄白色坏死物附着。

组织切片

- 肾组织结构部分破坏，呈红染无结构的细颗粒状。

（2）淋巴结结核（Tuberculosis of lymph node）

大体标本

- 淋巴结切面见多个大小不等的灰黄色如奶酪样或灰白色如豆渣样的坏死区。多个坏死区可相互融合成片。

组织切片（图 1-3-2）

- 低倍镜观察：淋巴结结构部分破坏，呈红染无结构的细颗粒状。有的组织切片可见蓝染的颗粒状或片状的钙盐沉积。坏死区周围有结核性肉芽肿（见第三章炎症部分）。
- 高倍镜观察：坏死彻底。无组织轮廓，无细胞结构。

3. 液化性坏死（Liquefactive necrosis）

（1）脑液化性坏死：脑脓肿（Abscess of brain）

病史 患者，男，18 岁。头痛、呕吐、偏盲 6 天。继往有中耳炎。死于中枢性呼吸衰竭。

大体标本

- 冠状切面或水平切面脑组织一块。表面血管扩张充血，脑沟变浅，脑回变宽变平。
- 切面见近脑表面处有一个或多个圆形规则囊腔。囊内壁不光滑，其上附着有黄白色坏死物。

（2）肝液化性坏死：阿米巴肝脓肿（Amebic abscess of liver）

病史 患者，男，37 岁。右上腹有明显压痛，肝肋下 2 指可触及；腹部 B 超见肝区中部有一 3cm×4cm×2.5cm 的囊性病变。

大体标本（图 1-3-3）

- 肝体积增大。
- 切面见肝内有一个或多个大小不等的囊腔。囊内壁不光滑。腔内及囊壁尚见未彻底液化的坏死组织，呈破絮状。

4. 足干性坏疽（Dry gangrene of foot）

病史 患者，男，62 岁。高血压史 20 余年，近一年来右足阵发性疼痛，休息后缓解，近三个月疼痛加剧，感觉逐渐消失。体格检查：右足皮肤发黑变干，并累及足背。足背动脉搏动消失。

大体标本

- 病变足皮肤呈黑褐色，干燥、皱缩，失去正常光泽，与健康组织分界较清。

5. 小肠湿性坏疽（Moist gangrene of small intestine）

病史　患者，女，61 岁。剧烈腹痛伴呕吐 1 天入院。体格检查：急性重病容，腹部压痛。X 线见肠梗阻影像。手术发现小肠系膜扭转 360°。切除病变肠管。

大体标本

- 肠管失去正常光泽，呈暗红色。管径增粗，管壁变薄，浆膜面有少许渗出物。
- 病变肠段与健康肠段无明显分界。
- 肠系膜血管可见扩张充血，部分呈灰黑色。

6. 结缔组织纤维素样坏死（Fibrinoid necrosis of connective tissue）

病史　患者，男，12 岁。发热、呼吸困难 10 天。心前区可闻及心包摩擦音。诊断为风湿性心内膜炎。

组织切片

- 纤维组织内有灶性红染的无结构物质。
- 红染的无结构物为丝网状或小片状，似纤维素，有折光性。

（二）坏死的结局（Consequences of necrosis）

1. 空洞（Cavity）：肺空洞（Cavity of lung）

病史　患者，男，53 岁。20 余年前患肺结核病。近 1 年来反复咳嗽、咳痰，数次咯血。胸片显示：右肺上叶多个大小不等的厚壁空洞。手术切除病变严重的肺叶。

大体标本（图 1-3-4）

- 病变肺叶内有单个或数个空洞，形状不规则，壁厚薄不一，空洞壁上附干酪样坏死物。
- 邻近肺组织正常结构破坏，色灰白，质地稍硬。

2. 溃疡（Ulcer）：胃溃疡（Ulcer of stomach）

病史　患者，男，65 岁。左上腹反复发作饭后疼痛伴返酸、嗳气近 2 年。

大体标本

- 胃窦小弯侧见一圆形缺损，直径约 1.2cm，深达肌层，底部较平坦，溃疡周围胃黏膜皱襞呈放射状。

3. 钙化（Calcification）：肺钙化结节（Calcification nodule of lung）

病史　患者，男，45 岁。20 年前曾患肺结核病，临床治愈。1 周前体检发现右肺上叶一圆形阴影，直径约 3.5cm，边界较清楚。手术切除病灶。

大体标本

- 肺组织内可见一直径约 3cm 的灰白色圆形结节，与周围分界清楚。
- 切面内灰白色，实性，并散在大小不等的碎石样钙化颗粒。

（三）细胞凋亡（Apoptosis）

病史　患者，男，32 岁。近 2 月来全身乏力，腹胀，肝脏肿大，肝区痛，乙肝 HBsAg（+）。诊断为病毒性肝炎。

组织切片
- 肝细胞广泛水样变，散在少数单个分布的红染肝细胞。
- 细胞体积缩小、变圆；细胞质嗜酸性增强；细胞核深染或消失，形成嗜酸性小体。

【思考】

1. 萎缩、细胞内（外）物质积聚和坏死在本质和发生机制上有何不同？
2. 判断细胞/组织坏死的病理学标准是什么？
3. 试述凝固性坏死和干酪样坏死的异同。
4. 列表比较干性坏疽和湿性坏疽。

［病案讨论］

病史摘要 死者，女，62岁。间断性头昏头痛10年。9年前不明原因出现头昏、头痛，血压为180/110mmHg左右。经休息、对症治疗好转。5年前出现记忆力减退、心悸等症状，经对症治疗，效果不佳。近1年来出现劳动后呼吸困难，不能平卧，咳嗽及咳泡沫痰，双下肢水肿。近4月来下肢发凉、麻木。1周前右脚疼痛难忍，不能活动，皮肤逐渐变黑，感觉消失。入院行截肢手术。术后心力衰竭，抢救无效死亡。

尸检摘要 心脏体积增大，重450g。左心室壁厚1.4cm，乳头肌及肉柱增粗。四个心腔均扩张，尤以左心室和左心房扩张明显。镜检见左心室肌纤维增粗、变长，细胞核拉长、染色深。主动脉、左冠状动脉、脑基底动脉环、右下肢胫前动脉内膜面均见散在灰黄色或灰白色斑块隆起。右胫前动脉管腔内有一灰黄色圆柱状物堵塞，与管壁粘连紧。双肺体积增大，色棕褐，质较坚韧。镜检见部分肺组织实变，肺泡壁毛细血管扩张充血。肺泡腔内有淡红色液体和吞噬含铁血黄素的巨噬细胞。肺泡隔和肺间质内有纤维组织增生伴含铁血黄素沉着。肝大，重1800g，切面红黄相间，似槟榔。镜检见肝小叶中央静脉及周围肝窦扩张充血、出血，该区肝细胞数量减少、体积缩小。小叶周边部分肝细胞细胞质内出现圆形空泡。肾脏体积增大、色淡红。切面实质增厚，混浊无光泽。镜检见肾近曲小管管腔狭窄而不规则，上皮细胞体积增大，胞质丰富淡染，其内可见多数红色细小颗粒，核居中央。脾淤血，体积增大。镜检见脾小体数目减少，脾中央动脉管壁增厚，均质红染，管腔狭小、闭塞。红髓扩张、充血、纤维组织增生，其内可见含铁血黄素沉积。右足背皮肤干燥、皱缩、发黑，与健康皮肤分界清。脑重1180g，脑沟加深，脑回变窄。

讨论
1. 哪些器官发生了病变？什么病变？病理学诊断是什么？
2. 请试用箭头连线表示各器官病变的关系。

（张文燕，张孟尼）

第二章 损伤修复
（Repair of injury）

一、目的要求

- 掌握肉芽组织的形态特点及其功能。
- 了解纤维性修复的基本过程。

二、观察内容

病变	大体标本	组织切片
损伤的修复	瘢痕疙瘩	肉芽组织 瘢痕疙瘩

三、观察要点

（一）肉芽组织（Granulation tissue）

病史 患者，男，71岁，外伤后皮肤溃疡1个月。

肉眼观察（图2-1）

- 鲜红色、颗粒状、柔软湿润，形似肉芽，触之易出血。

组织切片（图2-2）

- 肉眼观察：红染实性组织。
- 低倍镜观察：组织疏松，间质水肿，可见大量新生毛细血管及形态各异的细胞。
- 高倍镜观察（图2-2）：新生毛细血管内皮细胞肿胀。较多成纤维细胞散在分布于血管之间，形态呈梭形或星形，细胞质丰富，嗜碱性，核圆形或卵圆形，染色质淡染，部分可见核仁。可见各种类型的炎性细胞浸润（该例以中性粒细胞和淋巴细胞为主：中性粒细胞细胞质嗜酸性，核分叶；淋巴细胞有少量细胞质，核呈圆形或卵圆形，染色质浓染）。

（二）瘢痕疙瘩（Keloid）

病史 患者，女，24岁。左手臂烫伤后皮肤瘢痕疙瘩逐渐增大5年，予以切除（同第一章第二节）。

大体标本

- 皮肤组织一块，表面有一结节状隆起，长约5cm，颜色变浅。

- 切面呈灰白色、致密，可见纵横交错的条索状结构。

组织切片

- 真皮内部分区域胶原纤维增粗，相互融合成均质无结构的红染梁状或片状结构。
- 纤维细胞少。

【思考】

1. 什么是肉芽组织？肉芽组织在创伤愈合过程中有何作用？其发展及结局如何？
2. 一期愈合和二期愈合的条件和特点是什么？
3. 影响创伤愈合的因素有哪些？

［病案分析］

病史摘要　患者，男，63岁，发现糖尿病15年，足部皮肤溃烂不愈1年。

讨论

1. 影响溃疡愈合的因素有哪些？
2. 该患者皮肤溃疡长期不愈合的原因是什么？

（李金男，余天平）

第三章　局部血液循环障碍
（Disturbances of local blood circulation）

第一节　充血（Hyperemia）和淤血（Congestion）

一、目的要求

- 掌握充血和淤血的病因、形态学类型与特征及其对机体的影响。

二、观察内容

病变	大体标本	组织切片
充血和淤血	急性肺淤血 慢性肺淤血 慢性肝淤血 慢性脾淤血 脑膜血管充血 阑尾充血	急性肺淤血 慢性肺淤血 慢性肝淤血

三、观察要点

（一）淤血

1. 急性肺淤血（Acute congestion of lung）

大体标本

- 肺脏体积增大，脏层胸膜光滑，切面呈灰红色，质地较密。
- 若为新鲜标本，切面湿滑有光泽，并有泡沫状液体溢出。

组织切片

- 肺泡毛细血管扩张致肺泡壁增厚，毛细血管腔内充满红细胞。
- 部分肺泡腔内有淡红色蛋白样水肿液与红细胞，以及少量巨噬细胞浸润。

2. 慢性肺淤血（Chronic congestion of lung）

病史　患者，女，25 岁。劳累时心悸、气急、咳嗽 5 年。6 年前起常有咽痛及游走性大关节肿痛。近日心悸加重，呼吸困难，不能平卧。体格检查：慢性病容，半卧位，指（趾）、口唇发绀，心尖区可闻及Ⅲ级收缩期杂音和舒张期杂音，双肺闻及湿啰音。

13

大体标本（图 3-1-1）

- 肺脏体积增大，胸膜增厚、质地变硬。
- 透过胸膜可见黑色炭末沉着斑点及黄褐色斑点。
- 切面见肺略呈浅褐色，质地较致密，散布黄褐色斑点。

组织切片（图 3-1-2）

- 肺泡壁增厚，肺泡壁毛细血管扩张充血伴间质纤维组织增生。
- 肺泡腔体积缩小，部分肺泡腔内含有红细胞和心衰细胞（即吞噬了含铁血黄素的巨噬细胞，含铁血黄素为有折光性的棕黄色颗粒）。
- 肺间质内也可见心衰细胞。

3. 慢性肝淤血（Chronic congestion of liver）

病史 患者，女，54 岁，患有慢性肺心病。半年前出现双下肢水肿及腹胀。查体发现腹部膨隆，移动性浊音（+），肝脾大，双下肢凹陷性水肿。

大体标本（图 3-1-3）

- 肝脏体积增大，被膜紧张光滑，边缘圆钝。
- 表面与切面均出现红黄相间的网状结构，形似槟榔切面，故称"槟榔肝"。

组织切片（图 3-1-4）

- 中央静脉腔与周围肝窦均明显扩大并充满红细胞。
- 小叶中央区域肝细胞体积缩小，肝板断裂甚至消失。
- 小叶周边区域部分肝细胞呈脂肪变性。

4. 慢性脾淤血（Chronic congestion of spleen）

大体标本

- 脾脏体积增大，被膜增厚。
- 切面呈暗红色，散布棕褐色含铁小结，可伴有灰白色楔形或不整形坏死灶。

（二）充血

1. 脑膜血管充血（Hyperemia of blood vessels of meninges）

大体标本

- 化脓性脑膜炎的大脑标本。其蛛网膜下腔与脑表面的静脉和毛细血管广泛扩张充血（正常状态下脑表面毛细血管不明显）。

2. 阑尾充血（Hyperemia of appendix）

大体标本

- 急性化脓性阑尾炎。阑尾肿大，浆膜血管扩张充血。

第二节 出血（Hemorrhage）

一、目的要求

- 掌握出血的病因、大体特征及其对机体的影响。

二、观察内容

病变	大体标本	组织切片
出血	脑出血 浆膜出血	

三、观察要点

（一）脑出血（Hemorrhage of brain）

病史　患者，男，60岁，患高血压性心脏病多年。入院前2小时因跌倒导致一侧肢体活动障碍，随后继发昏迷急诊入院。查体：血压为206/102 mmHg。

大体标本（图3-2-1）

- 冠状或水平剖面的大脑，一侧大脑半球体积较对侧增大。
- 内囊基底节附近形成形态不整、大小不一的暗红色血肿，脑组织结构有不同程度的破坏。
- 部分标本内血肿与侧脑室相通，并发侧脑室积血。

（二）浆膜出血（Hemorrhage of serosa）

大体标本

- 标本为肺或心脏。肺膜或心外膜出现大小不等的暗红色区。

【思考】

什么是心衰细胞？常见于何种疾病？

第三节　血栓（Thrombus）

一、目的要求

- 掌握血栓的类型与形态特征、结局及其对机体的影响。
- 熟悉血栓的形成条件、机制及形成过程。

二、观察内容

病变	大体标本	组织切片
血栓	静脉血栓 心瓣膜血栓 心腔内血栓	混合血栓 白色血栓 透明血栓 血栓机化

三、观察要点

(一) 静脉血栓 (Venous thrombus)

大体标本 (图 3-3-1)

- 血管腔内见圆柱状血栓。血栓干燥质脆，表面粗糙无光泽。
- 部分区段红白相间，一端或头尾两端呈红色。
- 新鲜血栓与血管壁分离时常有局部粘连。

(二) 心瓣膜血栓 (Valvular thrombus)

大体标本 (图 3-3-2)

- 心瓣膜闭锁缘上见串珠状排列的粟粒状赘生物。
- 赘生物大小不等，粟粒状至蚕豆大不等，灰白色或灰黄色。
- 体积较大的赘生物形状不规则，质地松脆，易脱落。

(三) 心腔内血栓 (Mural thrombus)

大体标本

- 位于心房者可为球形，位于心室者常为半球形。
- 灰黄色或红色。
- 切面呈红白相间分层状。

(四) 混合血栓 (Mixed thrombus)

组织切片 (图 3-3-3)

- 红色区域与淡红色小梁状结构相间，呈分层状。
- 淡红色小梁为血小板，其边缘有中性粒细胞附着。
- 血小板小梁间可见红染的丝网状纤维素将红细胞及少量白细胞网罗其中，为红色区域。

(五) 白色血栓 (Pale thrombus)

组织切片

- 由淡红色细颗粒状血小板及少量红染的纤维素组成。

（六）透明血栓（Hyaline thrombus）

组织切片

- 在毛细血管、微静脉或微动脉等微循环内形成的血栓，均由丝状纤维素组成。

（七）血栓机化（Organization of thrombus）

组织切片（图 3-3-4）

- 血栓部分或全部被肉芽组织替代。
- 肉芽组织内有衬覆内皮细胞的腔隙，腔隙内含红细胞。

【思考】

血栓的组织学类型有哪些？各类型的血栓分别常见于哪些器官？

第四节　栓塞（Embolism）

一、目的要求

- 掌握栓塞的运行途径、类型及其对机体的影响。

二、观察内容

病变	大体标本	组织切片
栓塞	肺血栓栓塞	羊水栓塞
		细菌栓塞
		肿瘤细胞栓塞

三、观察要点

（一）肺血栓栓塞（Pulmonary thromboembolism）

病史　患者，男，35 岁，因车祸致右胫腓骨开放性骨折及软组织挫裂伤。入院时呈休克状态，经抢救后病情好转。入院后第五天行手术骨折复位。手术顺利结束。在解开止血带后瞬间，患者突然出现呼吸困难，血压下降，抢救无效死亡。

大体标本（图 3-4-1）

- 肺动脉主干或左右肺动脉腔被长短不一、灰黄色或暗红色柱状团块阻塞。

组织切片

- 混合血栓的组织学形态：同本章第三节。

（二）羊水栓塞（Amniotic fluid embolism）

组织切片

- 在细小肺动脉或毛细血管内查见角化上皮、黄褐色胎粪颗粒或黏液分泌物。

（三）细菌栓塞（Bacterial embolism）

组织切片

- 细小肺动脉或毛细血管内查见蓝染细菌团。

（四）肿瘤细胞栓塞（Tumor cell embolism）

组织切片（图 3-4-2）

- 肺动脉小分支内出现成团异型细胞，细胞大小不等、核大深染、形态不一。

【思考】

栓子的运行途径有哪些？

第五节　梗死（Infarction）

一、目的要求

- 掌握梗死的形态特征、类型、发生条件以及其对机体的影响和结局。
- 熟悉梗死形成的原因、条件及影响因素。

二、观察内容

病变	大体标本	组织切片
梗死	脾贫血性梗死	脾贫血性梗死
	肾贫血性梗死	肾贫血性梗死
	心脏贫血性梗死	心脏贫血性梗死
	肺出血性梗死	肺出血性梗死
	肺败血性梗死	肺败血性梗死
	足贫血性梗死	
	肠出血性梗死	

三、观察要点

（一）脾贫血性梗死（Anemic infarct of spleen）

大体标本（图 3-5-1）

- 梗死灶呈圆锥形（立体观），切面呈楔形，其尖端指向器官中心部，基底端位于被膜侧。
- 梗死灶颜色灰白、边界清楚、质地致密、弹性减弱，周围有黑褐色出血带。

组织切片

- 淡红染区细胞坏死。
- 脾小体和血管结构轮廓尚依稀可见。
- 梗死区周围见充血、出血和炎性细胞浸润。

（二）肾贫血性梗死（Anemic infarct of kidney）

大体标本

- 肾切面见灰白色或黄白色楔形或不规则形梗死灶，尖端朝向肾门，基底朝向肾被膜。
- 梗死灶周围有暗红色充血、出血带。

组织切片（图3-5-2）

- 淡红染区细胞坏死。
- 肾小管和血管结构轮廓保存。
- 梗死区周围有充血、出血和炎性细胞浸润。

（三）心脏贫血性梗死（Anemic infarct of heart）

病史　患者，女，56岁。有长期冠心病病史。5天前过度劳累后，感觉心前区疼痛，并向左肩部放射，进行性加重伴昏迷而急诊入院，抢救无效死亡。

大体标本

- 心脏局灶有形状不规则（地图状）的灰黄色病灶，其周围有暗红色出血带。

组织切片

- 浅红色梗死区域的心肌细胞核消失，心肌横纹消失，但心肌组织轮廓尚存。
- 梗死灶周边区域可见出血，肌纤维间有中性粒细胞浸润。

（四）肺出血性梗死（Hemorrhagic infarct of lung）

大体标本（图3-5-3）

- 肺脏切面见楔形暗红色实变区（福尔马林固定后为黑色）。
- 病灶尖部指向肺门，底近肺表面。

组织切片（图3-5-4）

- 低倍镜下见红染实变区及浅染疏松区。
- 红染实变区隐约可见肺泡隔；高倍镜下该处肺泡隔无结构，细胞核完全消失，肺泡腔内充满红细胞。
- 疏松区肺泡结构清楚，肺泡壁血管充血，肺泡腔内有红细胞和白细胞。

（五）肺败血性梗死（Septic infarct of lung）

病史　患者，男，60岁。5天前田间劳动时足底被刺伤，未及时消毒处理，后感染化脓。2天前高热、寒战，神志不清1天入院。体格检查：体温39.5℃，脉搏130次/分钟，呼吸40次/分钟。双肺满布湿鸣音。白细胞27.0×10^9/L。医治无效死亡。

大体标本
* 肺表面及切面均见众多暗红色实变病灶，其形态不规则，部分病灶中心化脓呈黄白色。

组织切片
* 肺组织部分区域正常结构消失。
* 梗死区有大量中性粒细胞浸润及小脓肿形成。
* 肺小血管、毛细血管及肺组织内可见蓝染细菌团。

（六）足贫血性梗死（干性坏疽）（Anemic infarct of foot）

观察要点同第一章第三节。

（七）肠出血性梗死（湿性坏疽）（Hemorrhagic infarct of intestine）

观察要点同第一章第三节。

【思考】

1. 梗死的类型有哪些？贫血性梗死常见于哪些器官？
2. 脾脏、肾脏、心脏、大脑和肠道的梗死灶各呈什么形状？为什么？
3. 发生肺梗死的前提条件是什么？

[病案讨论]

病案（一）

病史摘要　患者，女，36岁。3年前劳累后即觉心悸、气急。1年半前上述症状加重并有反复双下肢水肿及腹胀。入院前一日咳嗽、咳痰，痰中带血，伴高热。体格检查：体温38.5℃，脉搏98次/分钟，呼吸35次/分钟，口唇及指（趾）发绀。颈静脉怒张，双肺湿啰音，心浊音界向左右扩大，心尖区有Ⅲ级收缩期杂音和舒张期杂音。肝在肋下3cm，脾刚触及，肝颈静脉征阳性。

尸检摘要

心脏：体积增大，呈球形，重320g（正常250g），左右心房室壁增厚，心腔扩张。二尖瓣口约指尖大，呈鱼口状，瓣膜增厚变硬，腱索增粗，乳头肌肥大。有心包积液。镜检心肌纤维增生肥大。

肺：双肺体积增大，表面见黑色及褐黄色斑点，切面致密，见黑色和褐黄色斑点。

镜检肺泡壁增厚，毛细血管扩张充血，纤维组织增生。肺泡腔变小，腔内有红细胞及吞噬含铁血黄素的巨噬细胞。

肝：体积增大，被膜紧张，边缘圆钝。表面和切面均见红黄相间网状结构。镜下见中央静脉及周围肝窦扩张，充满红细胞，肝细胞体积变小。周围肝细胞内有大小不等的圆形空泡。

脾：体积增大，切面呈暗红色。

讨论

1. 请对心脏、肺脏、肝脏、脾脏的病变进行病理诊断并列出诊断依据。
2. 各器官病变的本质及其发生机制是什么？

病案（二）

病史摘要　患者，男，27岁。因车祸3小时急诊入院。体格检查：呈休克状，双下肢严重挫裂伤，左小腿皮肤、肌肉撕裂出血。X线检查见右股骨下段骨折。经输液、输血、止血并手术治疗后情况稳定。入院24小时后清醒。住院第15天，用力大便后忽感剧烈胸痛、气紧，随即发绀，脉搏快弱，面色苍白，经抢救无效死亡。

尸检摘要

肺脏：左右肺动脉内有灰褐色长柱状固体团块物阻塞，阻塞物表面干燥，具有灰白色横向条纹。

髂静脉：右髂静脉切开见有暗红色条索状物，条索状物局部与血管壁粘连，中间段见灰白色横向条纹，质松脆，远段为均匀暗红色。镜下见条索状物由粉红色小梁状结构及红色区域相互交替排列成分层状结构。

讨论

1. 请作出病理诊断并列出诊断依据。
2. 患者的死亡原因及机制是什么？

（唐颖，江丹）

第四章　炎症
（Inflammation）

第一节　炎症的基本病理变化
（General features of inflammation）

一、目的要求

- 掌握炎症局部的三种基本病理改变，即变质、渗出和增生。
- 注意观察炎性渗出物中的各种成分，熟悉各种类型白细胞的形态学特点。

二、观察内容

病变	大体标本	组织切片
变质	阿米巴肝脓肿	
渗出	风湿性心外膜炎（绒毛心）	小叶性肺炎
	气管白喉	
	大叶性肺炎	大叶性肺炎
		肉芽组织
	化脓性脑膜炎	化脓性脑膜炎
	化脓性阑尾炎	
	脓液	
	肠伤寒（髓样肿胀期）	
增生	慢性胆囊炎	
	肝炎后肝硬化	

三、观察要点

（一）变质（Alteration）：阿米巴肝脓肿（Amebic abscess of liver）

病史　患者，男，46 岁。发热伴右下腹疼痛 3 个多月。有阿米巴流行区居住史。腹部 B 超：肝实质内查见低回声及无回声的占位性损害。

大体标本（图 1-3-3）

- 阿米巴肝脓肿的主要病理改变为液化性坏死。
- 肉眼观察见肝组织中有不规则的囊腔形成，囊腔内的液化性坏死物质在标本剖开后流失。
- 囊腔内壁不规则，附着有灰白灰黄色坏死物，或者呈破絮样外观。

（二）渗出 （Exudation）

1. 浆液性渗出：小叶性肺炎 （Lobular pneumonia）

病史 患者，男，5 岁。高热伴呼吸困难 7 天。胸部 CT：双下肺多处不规则小片状致密影。

组织切片 （图 4-1-1）

· 小叶性肺炎是以细支气管为中心、中性粒细胞渗出为主的炎症。本章节的观察重点在于同时伴随存在的浆液性渗出。

· 肺组织的部分肺泡腔内含有均质、淡红染色的浆液，部分肺泡腔仍保持含气状态。

· 渗出的浆液中尚见炎性细胞、脱落的肺泡上皮。

· 肺泡隔血管充血、炎细胞浸润。

2. 纤维素性渗出

（1）风湿性心外膜炎 （Rheumatic pericarditis）

病史 患者，女，34 岁。发热伴关节游走性疼痛 1 年多，心悸、气短伴心前区疼痛 1 个月。心脏听诊：闻及心包摩擦音。

大体标本 （图 4-1-2A、图 4-1-2B）

· 脏、壁层心包表面可见灰白色绒毛状、细颗粒状或絮片状纤维素性渗出物，又称"绒毛心"。

（2）气管白喉 （Diphtheria）

病史 患者，男，2 岁。发热伴呼吸困难、犬吠样咳嗽 2 周。患儿与白喉患者有直接接触史。

大体标本 （图 4-1-3）

· 气管的部分黏膜表面有不规则灰白色膜片状物附着（需要仔细观察）。

· 有标本咽喉部的黏膜表面亦见类似的膜片状物。

（3）大叶性肺炎 （Lobar pneumonia）

病史 患者，男，23 岁。淋雨后出现寒战、高热 2 天。胸片：肺内大片实变影。

大体标本 （图 4-1-4A、图 4-1-4B）

· 病变肺叶体积增大，其胸膜表面有灰黄色膜片状物附着。

· 膜片状物表面较光滑。病变肺组织切面呈灰白色或灰黄色、实变，不能分辨其肺泡腔。

组织切片 （图 4-1-5A、图 4-1-5B）

· 肺组织结构存在。肺泡腔为炎性渗出物充填。

· 肺泡腔内的渗出物包括纤维素（红染条索/丝网状物）、中性粒细胞、巨噬细胞和脱落的肺泡上皮。

· 肺泡隔毛细血管充血不明显。

3. 白细胞渗出

（1）肉芽组织（Granulation tissue）

组织切片（图2-2）

- 肉芽组织是含有新生毛细血管、成纤维细胞和各种炎性渗出成分的新生结缔组织。本章节的观察重点在于渗出的白细胞。
- 中性粒细胞：细胞呈圆形，胞核多为分叶状（常见2~3叶）。胞质淡染，HE切片上无可识别的颗粒。
- 嗜酸性粒细胞：细胞形态类似于中性粒细胞，但胞质内有较多嗜伊红粗颗粒。
- 淋巴细胞：细胞呈圆形，体积小，胞质少或难以识别，胞核圆而深染。
- 浆细胞：由淋巴细胞转化而来。细胞呈卵圆形，胞质较多，淡蓝染色。核旁胞质可见新月形空晕。胞核圆形，位于细胞一侧。胞核染色质呈轮辐状分布。
- 单核/巨噬细胞：细胞体积大，呈圆形、卵圆形或不规则形。细胞胞质丰富，淡红染色或含有吞噬的物质（如含铁血黄素、细胞碎片等）。细胞核呈圆形或肾形，位于细胞中央或一侧。胞质内吞噬有大量脂质的巨噬细胞称为泡沫细胞。

（2）化脓性脑膜炎（Purulent meningitis）

病史 患者，男，9个月。发热6天伴抽搐1次。查体：颈项强直。脑脊液培养：革兰阳性球菌感染。

大体标本

- 脑组织表面的血管充血。
- 蛛网膜下腔内有灰黄色或乳白色液体积聚。
- 部分区域脑沟、脑回结构因被覆以黏稠、混浊的渗出液而无法观察。

组织切片（图4-1-6A、图4-1-6B）

- 脑组织表面的蛛网膜下腔增宽，其内有大量中性粒细胞渗出。
- 某些中性粒细胞的细胞核结构不清楚，称之为变性坏死的脓细胞。
- 蛛网膜下腔血管扩张充血。

（3）化脓性阑尾炎（Purulent appendicitis）

病史 患者，男，28岁。脐周疼痛转移至右下腹部1天。腹部B超：急性阑尾炎。

大体标本（图4-1-7）

- 病变阑尾不同程度肿胀，呈灰红色或者暗褐色。
- 阑尾浆膜面血管充血，伴或不伴有出血。
- 某些标本浆膜面有灰黄色脓性渗出物被覆。
- 肿胀阑尾的管腔多扩张，腔内容物流失。
- 某些标本的管腔中有粪石。

（4）脓液（Pus）

以中性粒细胞为主的渗出可形成灰黄色（或黄绿色）、乳白色脓液。除中性粒细胞外，脓液中还含有液体、蛋白、变性坏死的组织。如果脓液中细胞和蛋白含量较高，脓液外观混浊、黏稠；如果细胞和蛋白含量低，则脓液外观呈稀薄、半透明状。

（三）增生（Proliferation）

1. 肠伤寒（Typhoid fever of intestine）

病史　患者，男，54 岁。持续性高热伴神志淡漠 7 天。查体：相对缓脉，脾脏肿大，皮肤玫瑰疹。

大体标本（图 4－1－8A、图 4－1－8B）

- 肠黏膜炎症导致肠壁的集合淋巴组织和散在淋巴组织显著增生，形成突出于黏膜表面的隆起性病变。
- 集合淋巴组织表面的肠黏膜表现为椭圆形或类圆形花坛状改变，黏膜表面散布针头大小的凹陷或形成不规则的沟回状。
- 集合淋巴组织的长轴平行于肠道的长轴。

2. 慢性胆囊炎（Chronic cholecystitis）

病史　患者，女，48 岁。反复右上腹隐痛 3 年多。查体：右上腹压痛。腹部 B 超：慢性胆囊炎、胆囊结石。

大体标本（图 4－1－9A、图 4－1－9B）

- 胆囊体积常增大，胆囊壁不规则增厚（部分区域厚度可超过 5mm）。
- 胆囊黏膜面粗糙、颗粒状。某些标本可见黏膜坏死脱落、出血等。
- 某些标本胆囊腔内有胆囊结石。

3. 肝炎后肝硬化（Post－hepatitic cirrhosis）

病史　患者，男，54 岁。右上腹隐痛伴皮肤黄染 1 年多，有乙肝病史。腹部 B 超：肝被膜增厚，肝脏表面不光滑，肝实质回声增强，粗糙、不均匀，门静脉直径增宽。

大体标本（图 4－1－10）

- 肝组织体积缩小，重量减轻，质地变硬。
- 肝组织表面和切面均呈结节状改变，结节大小相对一致。
- 再生的肝细胞结节被纤细的纤维组织分割包绕，形成特征性的假小叶。

【思考】

1. 炎症有哪些基本病理改变？
2. 炎症过程中哪些因素可以导致变质？导致阿米巴肝脓肿的原因是什么？
3. 为什么心外膜的纤维素性渗出物会表现为绒毛样改变？
4. 气管白喉患者的气管黏膜表面的膜片状物含有什么成分？如果膜片状物脱落，可能造成何种影响？
5. 化脓性脑膜炎患者蛛网膜下腔积聚的渗出液含有哪些成分？
6. 慢性胆囊炎的胆囊壁增厚、黏膜变粗糙主要是由什么因素导致的？

第二节 急性炎症
（Acute inflammation）

一、目的要求

- 掌握急性炎症的各种形态学类型。

二、观察内容

病变	大体标本	组织切片
浆液性炎症		小叶性肺炎
纤维素性炎症	风湿性心外膜炎（绒毛心）	
	气管白喉	
	大叶性肺炎	大叶性肺炎
化脓性炎症	化脓性脑膜炎	化脓性脑膜炎
	脑脓肿	
		肺脓肿
	化脓性阑尾炎	化脓性阑尾炎
出血性炎症	肺钩端螺旋体病	

三、观察要点

（一）浆液性炎症（Serous inflammation）：小叶性肺炎（Lobular pneumonia）

同本章第一节。

（二）纤维素性炎症（Fibrinous inflammation）

（1）风湿性心外膜炎（Rheumatic pericarditis）
同本章第一节。
（2）气管白喉（Diphtheria）
同本章第一节。
（3）大叶性肺炎（Lobar pneumonia）
同本章第一节。

（三）化脓性炎症（Purulent inflammation）

（1）化脓性脑膜炎（Purulent meningitis）
同本章第一节。
（2）脑脓肿（Abscess of brain）
病史 患者，女，12岁。发热伴呼吸困难、头痛1个多月。头部CT：不规则低密度占位。

大体标本（图 4-2-1）

- 脑组织切面有一个或多个界限清楚的圆形或类圆形脓肿形成。
- 脓肿部位的脑组织液化坏死，形成脓腔，其内脓液流失。
- 脓肿内壁欠光滑，可见少许灰黄色脓性渗出物附着。
- 病程较长的脑脓肿可见脓肿膜形成。

（3）肺脓肿（Abscess of lung）

病史　患者，男，31 岁。高热伴咳大量脓臭痰 2 周。胸片：肺内多发含气液平面空腔。

组织切片（图 4-2-2A、4-2-2B）

- 低倍镜下见肺组织中有一个或多个局限性化脓性病灶。
- 病变区域见大量中性粒细胞浸润，原有肺组织结构被破坏。
- 某些脓肿病灶中有蓝染细菌团存在。
- 病灶周围肺组织血管充血。

（4）化脓性阑尾炎（Purulent appendicitis）

病史　同本章第一节。

大体标本　同本章第一节。

组织切片（图 4-2-3A、图 4-2-3B）

- 阑尾各层组织均可见中性粒细胞浸润，浆膜层的中性粒细胞易于识别。
- 部分切片的阑尾腔内可见大量中性粒细胞积聚（积脓）。
- 伴有不同程度的组织坏死，导致阑尾各层结构不易分辨。
- 间质水肿，血管充血、出血。

（四）出血性炎症（Hemorrhagic inflammation）：**肺钩端螺旋体病**（Leptospirosis of lung）

病史　患者，男，47 岁。发热伴咳嗽 5 天，抗感染治疗无效，咳嗽、咳痰加重。查体：皮肤散在出血点。患者有积水接触史。所在地鼠患猖獗。

大体标本（图 4-2-4）

- 肺组织切面呈均匀一致的黑色，质地实变，或者表现为斑片状暗红色出血（备注：出血组织经过福尔马林固定后呈现为黑色）。

【思考】

1. 渗出液和漏出液有何差别？
2. 风湿性心外膜炎可能会导致患者出现哪些临床体征？
3. 风湿性心外膜炎和大叶性肺炎伴随的纤维素性胸膜炎均属于发生在浆膜的纤维素性炎症，但心外膜表面的纤维素性渗出物和肺胸膜表面的纤维素性渗出物在大体形态上有什么差异？为什么？

4. 气管白喉形成的假膜称为"浮膜"，咽喉部白喉形成的假膜称为"固膜"。为何两者均属于发生在黏膜的纤维素性炎症，形成假膜的名称却不同？

5. 化脓性脑膜炎患者会出现哪些临床症状和体征？

6. 化脓性脑膜炎患者的脑实质是否存在显著的病变？

7. 脑脓肿好发于脑组织的什么部位？为什么？

8. 脓肿病灶周边有无脓肿膜形成？脓肿膜形成有什么含义？

9. 炎症病灶明显出血的发病机制是什么？如何与组织单纯性出血区别？

第三节　慢性炎症
（Chronic inflammation）

一、目的要求

· 掌握非特异性慢性炎症和慢性肉芽肿性炎症的形态学特点。

二、观察内容

病变	大体标本	组织切片
非特异性慢性炎症 慢性肉芽肿性炎症	慢性胆囊炎	慢性胆囊炎 淋巴结结核 异物肉芽肿

三、观察要点

（一）**非特异性慢性炎症：慢性胆囊炎**（Chronic cholecystitis）

病史　同本章第一节。
大体标本　同本章第一节。
组织切片（图 4－3－1A、图 4－3－1B）
· 胆囊壁增厚，纤维组织增生。有时见管壁平滑肌增生。
· 不同程度慢性炎性细胞浸润（淋巴细胞、浆细胞、泡沫细胞、嗜酸性粒细胞等）。有时见胆固醇晶体伴肉芽肿形成。
· 胆囊黏膜上皮可增生或萎缩、化生，增生腺体可形成罗－阿氏窦（Rokitansky－Aschoff sinuses）。

（二）**慢性肉芽肿性炎**

1. 感染性肉芽肿（Infectious granuloma）：淋巴结结核
病史　患者，男，21 岁。低热伴夜间盗汗 1 个多月。查体：扪及左侧颈部淋巴结肿大。皮肤结核菌素（PDD）试验：（＋＋＋）。

组织切片（图 4-3-2A、图 4-3-2B、图 4-3-2C）

- 淋巴结内有一个或多个大小不等的结节状病灶（肉芽肿），原有结构破坏。
- 肉芽肿主要由上皮样细胞（类上皮细胞）和 Langhans 巨细胞构成，其内伴或不伴有干酪样坏死。
- 肉芽肿结节可相互融合形成不规则病灶。

2. **异物肉芽肿（Foreign body granuloma）**

组织切片（图 4-3-3）

- 异物肉芽肿病灶也呈结节状，需要在切片中仔细寻找。
- 异物肉芽肿主要由巨噬细胞和异物型多核巨细胞构成。
- 巨噬细胞和多核巨细胞的细胞质中常常可见异物（如缝线、晶体物质等）。
- 异物肉芽肿周围可见纤维组织增生、包绕及炎性细胞浸润。

【思考】

1. 请比较急性炎症和慢性炎症的形态学差异。
2. 在慢性胆囊炎的切片中观察到明显的间质水肿，血管充血、出血，中性粒细胞浸润提示什么？

第四节　炎症的转归
（Consequences of inflammation）

一、目的要求

- 熟悉炎症的临床表现、过程和结局。

二、观察内容

	大体标本	组织切片
炎症的结局	慢性纤维空洞性肺结核 肺结核球	

三、观察要点

1. **慢性纤维空洞性肺结核（Chronic fibro-cavernous pulmonary tuberculosis）**

病史　患者，男，33岁。低热伴夜间盗汗1个多月。既往肺结核史。胸部 CT：右上肺内见多个厚壁空洞，大小不一，不规则。

大体标本（图 1-3-4）

- 上肺组织剖面见一至数个大小不等、形状不规则的空洞形成。

- 空洞内的坏死组织已被排出。
- 空洞内壁粗糙，可见少许灰黄色坏死渗出物。
- 空洞壁及其周围肺组织内纤维组织增生。

2. 肺结核球（Tuberculoma of lung）

病史 患者，男，63 岁。既往结核病史。胸部 CT：肺内见一实性占位，边界清楚，形态规则。

大体标本（图 4-3-4）

- 肺组织一叶或一部分，肺胸膜光滑。肺组织切面有一结节状或球形病灶，呈灰白色或灰黄色，与周围肺组织分界清楚，质地中等或硬。

【思考】

1. 体积较大的坏死空洞能否被机化填充？
2. 肺结核球是如何形成的？
3. 炎症的血道蔓延有哪几种不同的形式？

[病案讨论]

病史摘要 患者，男，25 岁。某年 6 月 12 日入院，6 月 14 日死亡。现病史：患者因左足踇趾跌伤化脓 5 天、畏寒发热 2 天入院。入院前 5 天患者左足跌伤。其后受伤左足皮肤发红、肿胀、疼痛明显，以踝关节内下侧为重。为缓解疼痛感，患者用酒精烧灼的小刀自行切开患处皮肤进行引流。入院前 2 天患者出现畏寒、发热，左足局部疼痛加剧。入院当天被朋友发现高烧卧床，神志不清，急诊入院。入院后患者接受了大剂量激素、抗生素治疗。住院期间输血两次。入院后 12 小时患者病情持续恶化，血压下降，出现休克状态，经多方抢救无效后死亡。体格检查：患者体温 40℃，脉搏 133 次/分钟，呼吸 39 次/分钟，血压 10.6/6.6kPa。急性病容，神志模糊。心跳快，心律齐。双肺闻及较多湿啰音。腹软，肝脾未扪及。全身皮肤有多处散在瘀斑。左足和左小腿下份皮肤发红、肿胀、压痛。实验室检查：血常规，红细胞 3.6×10^{12}/L，白细胞 25.0×10^9/L。分类计数，中性粒细胞 0.76，淋巴细胞 0.21，单核细胞 0.03。

尸检摘要 患者发育正常，营养中等。躯干上半部皮肤有散在瘀斑。双膝关节皮肤有大片瘀斑。左足踝关节内下侧皮肤可见一引流切口（长 1.5cm），切口表面有灰黄色脓性渗出物覆盖。切口周围皮肤及左下肢下份皮肤弥漫红肿。双肺上叶脏、壁层胸膜有纤维性粘连。双肺肺组织肿胀，广泛充血、出血，重量增加。肺组织切面充血、多灶性出血，散在灰黄色粟粒大的脓肿形成。双肺上叶尚发现硬结性病灶。右上肺叶的硬结病灶内有一 0.8cm 大小空洞形成。显微镜观察发现：双肺肺组织血管充血，多灶出血性梗死伴小脓肿形成。右上肺空洞壁组织中有由上皮样细胞、Langhans 巨细胞等构成的结节状病灶，其中发现少量干酪样坏死。抗酸染色查见少许抗酸阳性杆菌。左足切口区域皮肤组织见大量中性粒细胞浸润及皮肤溃疡形成。全身多器官的血管明显充血，心、肝、肾、脑实质细胞变性，心外膜、消化道壁、肾上腺和脾脏等有散在出血。肺和大隐静脉血管内均找到革兰阳性链球菌及葡萄球菌。

讨论

1. 请结合临床资料和尸体解剖发现，作出本病例的解剖病理诊断（死者患有哪些疾病或有哪些病变）。

2. 患者的疾病是如何发生、发展的？

（魏兵，周萍）

第五章　肿瘤
（Neoplasm）

第一节　肿瘤的大体形态和生长方式

一、目的要求

• 掌握肿瘤的概念、一般形态与结构以及肿瘤性增生与非肿瘤性增生的区别、肿瘤的分化与异型性。

• 熟悉常见各类型肿瘤的病理形态学特点、肿瘤发生的分子基础。

• 了解常用的肿瘤病理学检查方法。

二、观察内容

病变	大体标本	组织切片
膨胀性生长	子宫平滑肌瘤 脂肪瘤 卵巢浆液性囊腺瘤 卵巢黏液性囊腺瘤	
外生性生长	结肠多发腺瘤 皮肤乳头状瘤 阴茎癌	
浸润性生长	溃疡型胃癌 乳腺癌	
肿瘤组织结构和肿瘤细胞的异型性		食管鳞状细胞癌 皮肤乳头状瘤

三、观察要点

（一）膨胀性生长

1. 子宫平滑肌瘤（Leiomyoma of uterus）

病史　患者，女，55 岁。月经量增多 3 年余，加重伴心悸、眼花耳鸣 1 个多月。
体格检查：面色苍白，下腹部扪及包块，活动、光滑、无压痛。经阴道超声检查显示，子宫增大，形状不规则，肌壁间和黏膜下、浆膜下见多个圆形低回声结节。

大体标本

- 全切子宫一个，子宫增大，子宫肌壁间和黏膜下、浆膜下可见多个圆形结节。
- 结节推挤周围组织形成假被膜，界限清楚。
- 结节切面灰白色，实性，呈编织状或漩涡状排列。

2. 脂肪瘤（Lipoma）

病史　患者，男，27 岁。背部皮下包块，质软、无痛、界清、可推动。

大体标本

- 肿瘤呈球形或椭圆形，分叶状，质地柔软，表面光滑，有完整的灰白色纤维被膜。
- 切面淡黄色，似脂肪组织，有油腻感，其间杂有灰白色的较细的纤维条索。

3. 卵巢浆液性囊腺瘤（Serous cystadenoma of ovary）

大体标本

- 椭圆形或圆形囊性肿物一个，表面光滑。
- 切面呈单房性，囊内含淡黄色清亮液体（剪开后已流失）。囊壁厚薄均一，内壁光滑，部分囊内壁可见乳头状突起。

4. 卵巢黏液性囊腺瘤（Mucinous cystadenoma of ovary）

大体标本（图 5－1－1、图 5－1－2）

- 囊性肿物一个，表面光滑。
- 切面见多个大小不等的囊腔，囊内充满透明的胶冻样黏液，内壁光滑。

（二）外生性生长

1. 结肠多发腺瘤（Multiple adenomas of colon）

大体标本（图 5－1－3、图 5－1－4）

- 结肠黏膜表面有多个息肉状肿物突向肠腔，直径 0.3～2.5cm。
- 根部有细蒂与肠黏膜相连。
- 癌变者较固定。切面可见肿瘤向肠壁深层浸润，蒂欠清晰。

2. 皮肤乳头状瘤（Papilloma of skin）

大体标本

- 瘤组织突出于皮肤表面，其上有多个乳头状或菜花状小突起。
- 切面呈分枝状，见两层结构，其表层为灰黄色增生的上皮组织（实质），中心部为灰白色纤维组织（间质）。

3. 阴茎癌（Carcinoma of penis）

病史　患者，男，59 岁。自幼包皮过长，于 8 个月前发现阴茎冠状沟有豌豆大白色包块，逐渐长大，表面呈菜花状，流黄水，发臭，入院后手术切除阴茎。

大体标本（图 5－1－5）

- 阴茎龟头部有灰白色菜花状肿块，表面有坏死及溃疡形成。
- 切面见肿瘤组织呈灰白色，向下浸润，累及阴茎海绵体。

（三）浸润性生长

1. 溃疡型胃癌（Ulcerative carcinoma of stomach）

病史 患者，男，55 岁。上腹疼痛 1 年多，疼痛与饮食无关。近来食欲减低，体重下降（1 个月减轻 5 公斤）。体格检查：消瘦、慢性病容，上腹部轻压痛。胃镜检查见胃小弯近幽门部有 4cm×3cm 的溃疡性肿物，边界不清，底覆白苔，质脆。

大体标本

• 胃小弯近幽门部有一形态不规则的较大溃疡性肿块，质脆，边缘隆起，底部凹凸不平，有坏死物附着。

• 切面：肿物切面灰白色，实性，浸润胃壁全层。

2. 乳腺癌（Carcinoma of the breast）

病史 患者，女，48 岁。发现右侧乳房包块 2 年多，近来包块长大，同侧乳头下陷合并乳头溢液。体格检查：乳头下陷，周围皮肤呈橘皮样改变，乳头有血性溢液，右乳包块质硬、固定，右腋下淋巴结肿大、质硬，穿刺活检提示浸润性癌，行乳腺癌根治术。

大体标本

• 乳头下陷，周围皮肤呈橘皮样改变。

• 切面见乳头下方有一不规则灰白色肿块，质硬，与周围组织分界不清，有粗细不等、长短不一的灰白条索浸入周围组织。

（四）肿瘤组织结构和肿瘤细胞的异型性

1. 食管鳞状细胞癌（Squamous cell carcinoma of esophagus）

病史 患者，男，62 岁。进行性吞咽困难 5 年多。食管镜检查显示，距门齿 25cm 食管壁可见一直径 3.5cm 蕈伞型肿物，凸向食管腔，累及食管全周 2/3。肿瘤表面有浅溃疡，边缘外翻。

组织切片（图 5－1－6、图 5－1－7）

• 肉眼观察：切片上肿瘤组织染色较深，可见癌旁正常食管壁的四层结构。

• 低倍镜观察：肿瘤形成大小不等的癌巢，失去正常鳞状上皮极向。分化较好者可见角化珠，分化较差者无角化珠。癌巢被结缔组织间质分隔包绕，使肿瘤的癌巢结构清晰可辨。癌组织向深层组织浸润，浸及肌层或外膜。

• 高倍镜观察：瘤细胞异型性具有"大、多、怪、裂"等特点。分化较好者癌巢细胞近似正常鳞状上皮，由外向内观察，外层为基底样细胞，中心为葱皮状红色角化物质，称为角化珠，有的可见细胞间桥。分化较低者细胞大小、形状及排列均不规则，核大、核深染、核浆比例显著异常，可见病理性核分裂。可对比癌旁正常食管壁组织，体会正常鳞状上皮组织结构及肿瘤细胞的异型性。肿瘤间质内有较多的炎性细胞浸润。

2. 皮肤乳头状瘤（Papilloma of skin）

组织切片（图 5－1－8、图 5－1－9）

• 肉眼观察：切片上可见呈乳头状生长的肿瘤团块。

- 低倍镜观察：肿瘤向皮肤表面呈乳头状生长，乳头由增生的鳞状上皮细胞覆盖，可有角化过度或角化不全，乳头的轴心为结缔组织和血管。
- 高倍镜观察：肿瘤细胞（鳞状上皮细胞）的排列仍部分保留正常鳞状上皮极向，从基底层至表层仍可分基底层、棘层、颗粒层及角质层，细胞的异型性不明显。

【思考】

1. 试比较皮肤乳头状瘤与鳞状细胞癌、结肠腺瘤与腺癌的形态特点，归纳良性肿瘤与恶性肿瘤的区别。

2. 患者皮下长一肿块，如何区分是肿瘤性肿块还是非肿瘤性肿块？若为肿瘤性肿块，又如何区分是良性肿瘤还是恶性肿瘤？若为恶性肿瘤，又如何区分是癌还是肉瘤？

3. 如何判断胃溃疡是良性溃疡（胃溃疡病）还是恶性溃疡（溃疡性癌）？

第二节　肿瘤的转移

一、目的要求

- 掌握肿瘤的生长与扩散方式，肿瘤的分级与分期及肿瘤对机体的影响。

二、观察内容

病变	大体标本	组织切片
淋巴道转移	胃癌伴淋巴结转移	肺癌栓
血道转移	肝转移癌	
种植转移	大网膜种植性转移	

三、观察要点

（一）**淋巴道转移：胃癌伴淋巴结转移**（Gastric carcinoma with lymph node metastasis）

病史　患者，男，45 岁。上腹疼痛 1 年多，与饮食无关，伴食欲下降，体重减轻。体格检查：上腹部轻压痛，左锁骨上窝扪及一 1cm 左右的淋巴结。胃镜显示胃小弯近幽门部有一肿物，活检提示胃低分化腺癌。腹部增强 CT 显示胃周淋巴结肿大。手术切除胃和周围淋巴结。

大体标本
- 胃小弯近幽门部黏膜面有肿瘤生长（注意观察其大体形态和生长方式）。
- 胃周脂肪组织内查见数个肿大淋巴结，灰白色，质坚实，融合成团。

组织切片（图5-2-1、图5-2-2）

- 取自肿瘤旁淋巴结。
- 肉眼观察：圆形或卵圆形组织，边界清楚，呈紫色，其中可见淡红色区。
- 低倍镜观察：早期转移者在淋巴结边缘窦内可查见异型腺体或细胞；晚期病例淋巴结结构破坏，由癌组织取代，淋巴结内可见大片癌组织，呈腺管状或巢状，残余少许正常淋巴组织。
- 高倍镜观察：仔细观察肿瘤细胞异型性和组织结构异型性。

（二）血道转移

1. 肝转移癌（Metastatic carcinoma of liver）

病史 患者，男，70岁。发现结肠腺癌1年。4个多月前发现上腹部包块伴肝区疼痛、乏力、消瘦，2个月后出现黄疸、腹膜腔积液（腹水）。CT发现肝脏多发实性占位。患者保守治疗无效死亡。尸检发现右半结肠一巨大溃疡型肿物，肝脏多发占位性病变。

大体标本

- 肝脏表面见多个大小不等的灰白色结节。
- 有的结节中心部位凹陷，呈"脐凹"样改变。
- 切面灰白色，多呈球形，周界较清楚，弥漫分布，以靠近外周部为主。

2. 肺癌栓（Carcinomatous embolus of lung）

组织切片（图5-2-3、图5-2-4）

- 低倍镜观察：肺小血管及毛细血管内可见成团的癌细胞，观察其结构特点。找到血管，注意观察管壁内衬的内皮细胞。
- 高倍镜观察：仔细观察肿瘤细胞异型性及组织结构特点。

（三）种植转移：大网膜种植性转移（Omental metastases resulting from "seeding"）

大体标本

- 大网膜上见多个大小不等的肿瘤结节，灰白色，质硬，融合成团。

【思考】

1. 何谓肿瘤的转移？转移方式有哪些？肉瘤为何容易发生血道转移？
2. 肝内转移性肿瘤最常来自于哪些器官？除肝脏易发生血道转移瘤外，还有什么器官也易发生血道转移瘤？如何识别是原发的还是转移来的肿瘤？
3. 大网膜种植性转移的瘤结节是如何形成的？

第三节　常见上皮组织肿瘤

一、目的要求

- 掌握肿瘤的命名原则及分类。
- 掌握上皮组织来源良性肿瘤与恶性肿瘤的区别。
- 掌握癌前病变、异型增生、原位癌的概念。
- 熟悉常见上皮组织肿瘤的病理形态特点。

二、观察内容

病变	大体标本	组织切片
上皮组织良性肿瘤	皮肤乳头状瘤	皮肤乳头状瘤
	结肠多发肠腺瘤	结肠多发肠腺瘤
上皮组织恶性肿瘤	食管鳞状细胞癌	食管鳞状细胞癌
	结直肠腺癌	结直肠腺癌
		腺癌细胞学涂片
	肝细胞癌	

三、观察要点

（一）上皮组织良性肿瘤

1. 皮肤乳头状瘤（Papilloma of skin）

大体标本

- 肿瘤向表面呈乳头状生长，无坏死、溃烂。
- 切面见乳头基底部界限清楚，无浸润性生长。

组织切片（图 5-1-8、图 5-1-9）

- 鳞状上皮细胞排列有极向、分化好、异型性小，与周围组织分界清楚。

思考

- 如何区分良、恶性乳头状肿瘤？

2. 结肠多发肠腺瘤（Multiple adenoma of colon）

大体标本（图 5-1-3、图 5-1-4）

- 注意蒂或基底部界限是否清楚。

组织切片（图 5-3-1、图 5-3-2）

- 取自直肠或结肠的肿瘤。
- 低倍镜观察：肿瘤向黏膜表面生长，由增生密集的腺体组成，腺体大小不等，排列紊乱。腺体间为结缔组织，周围肠壁结构完好。

• 高倍镜观察：肿瘤细胞呈高柱状，胞质可见黏液空泡，细胞核呈杆状，栅栏状排列，细胞有异型性但不明显。间质为结缔组织，有淋巴细胞及浆细胞浸润。

（二）上皮组织恶性肿瘤

1. 食管鳞状细胞癌（Squamous cell carcinoma of esophagus）（图 5－1－6、图 5－1－7）同本章第一节。

2. 结直肠腺癌（Adenocarcinoma of colon and rectum）

病史 患者，男，50 岁。近 2 年来大便带血，时有便秘，近来便秘加重，大便变细，并有腹痛、腹胀，身体逐渐消瘦。结肠镜发现乙状结肠有一溃疡型肿物，活检诊断为腺癌。手术切除病变肠段。

大体标本（图 5－3－3、图 5－3－4）

• 肠管一段，黏膜面见一不规则的溃疡型肿块，溃疡边缘隆起，底部高低不平，有坏死物附着。

• 切面见癌组织呈灰白色，实性，质硬，侵及肠壁全层，肿物对应浆膜面粗糙。

• 标本若带有淋巴结，观察淋巴结有何改变。

组织切片（图 5－3－5、图 5－3－6）

• 低倍镜观察：找到癌组织区，与正常黏膜对比观察，肿瘤腺体大小不等、形态不规则、排列紊乱，并向下侵及黏膜下层或达肌层甚至浆膜层，破坏肠壁结构。

• 高倍镜观察：癌细胞大小不等，呈立方状或低柱状，单层或多层排列。核增大，且大小和形态不一，核染色质增多，呈粗颗粒状，核膜增厚，常可见明显的核仁，核分裂象易见。

思考

• 患者可有哪些临床表现？可能发生什么后果？

3. 腺癌细胞学涂片（Cytologic smear of adenocarcinoma）：胸膜腔积液（腹膜腔积液）[胸（腹）水]细胞学涂片或痰液细胞学涂片

细胞学涂片（图 5－3－7）

• 低倍镜观察：若为胸（腹）水涂片，背景可见淋巴细胞和间皮细胞，其中可见散在单个核偏位的异形细胞或异形细胞团，成团的细胞排列紧密，细胞团边缘光滑。若为痰液涂片，背景为鳞状上皮细胞、柱状上皮细胞及肺泡巨噬细胞，其中可见散在单个核偏位的异形细胞或异形细胞团，成团的细胞三五成群。

• 高倍镜观察：肿瘤细胞体积增大，细胞浆内可见黏液空泡。肿瘤细胞核增大，核浆比增高，染色质粗而深染，可见明显核仁。

• 说明：观察胸（腹）水涂片时，要将癌细胞与脱落的间皮细胞（胞质较丰富，核相对较小，居中）相区别。

4. 肝细胞癌（Hepatocellular carcinoma）

病史 患者，男，56 岁。17 年前曾患肝炎，近来肝区疼痛，食欲下降，贫血、消瘦。体格检查：肝肋下 3cm，B 超显示肝右叶占位，肝穿刺活检显示肝细胞癌。手术切除部分肝脏。

大体标本（图5-3-8、图5-3-9）

- 肝脏明显增大。
- 切面见肝被膜下有一巨大肿块，灰白色，实性，中央可见出血坏死。
- 有的标本肿块周围肝组织内可见卫星结节。

【思考】

1. 根据食管的正常组织结构，写出该部位可能发生的肿瘤的名称。
2. 鳞状上皮乳头状瘤的实质和间质各是什么？肿瘤的异型性表现在哪些方面？
3. 乳头状瘤和鳞状细胞癌易发生在哪些部位？各有何特点？
4. 结肠腺瘤和腺癌易发生在哪些部位？各有何特点？
5. 胸（腹）水或痰液细胞学涂片中的腺癌细胞有何特点？
6. 做好肿瘤早期诊断的意义是什么？如何早期诊断子宫颈癌、肺癌、食管癌、胃癌、肠癌和肝癌？

第四节　常见间叶组织肿瘤

一、目的要求

- 掌握癌与肉瘤的区别。
- 熟悉常见间叶组织肿瘤的病理形态学特点。

二、观察内容

病变	大体标本	组织切片
间叶组织良性肿瘤	脂肪瘤	脂肪瘤
	子宫平滑肌瘤	子宫平滑肌瘤
间叶组织恶性肿瘤	脂肪肉瘤	脂肪肉瘤
	骨肉瘤	骨肉瘤

三、观察要点

（一）良性肿瘤

1. 脂肪瘤（Lipoma）

病史与大体标本　同本章第一节。

组织切片（图5-4-1）

- 肉眼观察：组织切片染色浅淡，呈粉红色。
- 低倍镜观察：类似正常脂肪组织，灶区可见纤维分隔。

· 高倍镜观察：肿瘤由成熟脂肪细胞构成，胞质含脂肪空泡，细胞核小，位于细胞周边。

2. 子宫平滑肌瘤（Leiomyoma of uterus）

病史与大体标本 同本章第一节。

组织切片（图 5-4-2、图 5-4-3）

· 肉眼观察：切片呈红色，可见肌瘤边界。

· 低倍镜观察：瘤组织由梭形细胞构成，形态一致，排列呈束状、编织状、旋涡状，与正常组织分界清楚。

· 高倍镜观察：瘤细胞呈梭形，细胞异型性小，细胞核呈长杆状，两端钝圆，胞质红染，形态似正常平滑肌细胞，排列呈束状、编织状，核分裂难以查见。

（二）恶性肿瘤

1. 脂肪肉瘤（Liposarcoma）

病史 患者，女，55 岁。腹胀、腹痛 2 个多月，日渐消瘦。腹部 CT 显示腹膜后巨大占位，手术切除包块送检。

大体标本（图 5-4-4、图 5-4-5）

· 肿瘤体积较大，呈多结节状或分叶状，有菲薄的纤维性被膜。

· 切面肿瘤呈黄色，半透明胶冻状，部分区域呈灰白色，实性，可伴有出血、坏死等继发改变。

思考

· 注意观察肿瘤组织有无向深部组织浸润而致分界不清的现象。此瘤属何种生长方式？易循什么途径转移？

组织切片（图 5-4-6）

· 肉眼观察：切片较疏松，呈粉红色。

· 低倍镜观察：由大小不等的脂肪细胞组成，纤维组织分隔成大小不等的小叶，部分间质有黏液样变性。

· 高倍镜观察：肿瘤性脂肪细胞可较成熟，或为脂肪母细胞。脂肪母细胞不同于较成熟的脂肪细胞，胞质呈单泡状（印戒样）或多泡状，核深染或异型性明显，可见脂肪空泡压迹。纤维性分隔内可见散在的、核深染的、外形不规则的梭形细胞和畸形细胞。

2. 骨肉瘤（Osteosarcoma）

病史 患者，男，16 岁。胫骨上段疼痛并肿大 1 年。X 线片显示胫骨上段一肿块伴骨质破坏，可见 Codman 三角及日光放射现象。

大体标本（图 5-4-7）

· 长骨干骺端见梭形肿块。

· 切面见瘤组织呈灰白色及淡红色，鱼肉状，伴出血、坏死，侵犯骨皮质、骨髓腔及周围软组织。

· 肿瘤可掀起骨膜，在骨皮质表面形成纤细的灰白新生骨。

组织切片（图 5-4-8）

- 低倍镜观察：肿瘤细胞侵犯骨髓腔、骨皮质或周围软组织。
- 高倍镜观察：肿瘤细胞异型性明显，形态多样，梭形、圆形，核大、深染，核仁明显，可见瘤巨细胞、病理性核分裂。瘤细胞间可见红染花边状肿瘤骨。

【思考】

1. 平滑肌瘤与平滑肌肉瘤有哪些不同之处？

2. 以高分化鳞状细胞癌和脂肪肉瘤为例，简述癌与肉瘤的区别。

3. 骨肉瘤的病理学诊断依据是什么？此肿瘤的好发部位及年龄有何特征？易经什么途径转移？

第五节　其他常见肿瘤

一、目的要求

- 熟悉畸胎瘤、恶性黑色素瘤的概念、常见发病部位、组织学特点。

二、观察内容

病变	大体标本	组织切片
其他常见肿瘤	卵巢畸胎瘤	
	恶性黑色素瘤	恶性黑色素瘤

三、观察要点

1. **卵巢畸胎瘤**（Teratoma of ovary）

病史　患者，女，27 岁。体检腹部 B 超发现左侧卵巢囊性肿物，其内为混杂回声信号。

大体标本

- 椭圆形肿物一个，表面光滑。
- 切面呈囊状，囊内充满淡黄色皮脂及毛发，囊壁大部分光滑，其一侧有一结节状突起，见毛发、牙齿自该突起长出。

2. **恶性黑色素瘤**（Malignant melanoma）

病史　患者，男，49 岁。右足踇趾前端先天性黑痣。近来黑痣长大伴表面皮肤破溃，经久不愈，右腹股沟发现一肿大淋巴结。

大体标本

• 皮面上见一灰黑肿块，表面破溃，切面色黑，质实。

组织切片（图5－5－1、图5－5－2）

• 肉眼观察：组织较致密、黑褐色。

• 低倍镜观察：瘤细胞形态多样，可为圆形、多角形或梭形，排列成巢状、条索状或腺泡状，可见较多色素。

• 高倍镜观察：瘤细胞胞质丰富，核大、深染，核仁大、明显，核分裂象多见，可见瘤巨细胞。肿瘤细胞多为上皮样，呈巢状排列，也可表现为梭形肿瘤细胞，呈束状排列。二者间可有移行。瘤细胞内有较多黑色素颗粒。

【思考】

1. 畸胎瘤常见于哪些部位？如何区别其良恶性？
2. 黑痣恶变的可能原因是什么？日常生活中如何早期发现黑痣恶变？

［病案讨论］

病史摘要　患者，男，64岁。因头晕、乏力伴黑便10天入院。10天前患者无明显诱因出现头晕、乏力，伴黑色软便（1～2次/天，具体量不详）。无明显腹痛、腹胀，无恶心呕吐，伴反酸、嗳气，不伴畏寒、发热，无盗汗、心悸等。为进一步诊治来我院急诊科就诊。患者自发病以来精神可，食欲差，睡眠差，小便量减少，体重无明显变化。否认肝炎、结核或其他传染病史，否认手术史。体格检查：体温37℃，脉搏106次/分钟，呼吸25次/分钟，血压121/74mmHg。发育正常，营养中等，意识清楚，皮肤、巩膜无黄染。左侧锁骨上扪及肿大淋巴结，气管居中，无声嘶。双侧胸廓对称，双肺叩诊呈清音，呼吸音正常。心律齐，无杂音，腹部饱满，扣鼓，肠鸣音正常，肝脾未扪及。脊柱及四肢正常，病理征未引出。辅助检查：血红蛋白60g/L，白细胞3.4×10^9/L，嗜中性粒细胞0.69。肝肾功能正常。胸部X线：双肺纹理增多，肋膈角变钝。腹部增强CT提示：胃壁局部增厚，范围3.1cm×2.3cm，增强可见明显强化，周围多枚淋巴结肿大，余未见异常。

讨论

1. 根据上述症状、体征和辅助检查结果，考虑哪些诊断？
2. 如果你是主管医生，首选的辅助检查手段是什么？
3. 可以选用的病理检查方法有哪些？
4. 可考虑哪些治疗措施？

（苏学英，聂玲）

第六章 心血管系统疾病
（Diseases of cardiovascular system）

心血管系统标本观察方法

【心脏】

正常心脏呈前后略扁的圆锥形，大小似本人右拳。重量：男 270g，女 240g。心内、外膜光滑。左心室壁厚 0.8cm～1.2cm，右心室壁厚 0.3cm～0.4cm（不包括肉柱及外膜）。二尖瓣周径为 10cm，三尖瓣为 12cm，主动脉瓣为 7.5cm，肺动脉瓣为 8.5cm。瓣膜光滑、菲薄，腱索细长，富有弹性。

肉眼观：重点观察心脏形态、大小、重量、心外膜色泽及光滑度。剖面：各心腔形态、大小；心肌厚度、色泽及硬度，有无梗死、出血或瘢痕；心内膜是否光滑，有无出血点、附壁血栓；各瓣膜的周径，有无水肿、增厚、变硬、溃破、穿孔，有无赘生物附着，赘生物的数量、大小、形态、颜色与排列如何；腱索有无增粗、缩短或融合，有无乳头肌肥大；房间隔、卵圆孔是否闭锁，室间隔有无缺损；冠状动脉开口及行程中有无病变等。

显微镜：观察心壁各层有无炎症，炎症类型及特点；心肌纤维粗细，横纹是否清晰，有无色素沉着或其他异物；心内膜内皮细胞是否完整，有无附壁血栓，心瓣膜赘生物的组成成分。

【血管】

肉眼观：外形有无异常（如囊状突出、梭形膨大、弯曲及结节等）；管壁厚度、硬度；血管内膜是否光滑，有无硬化斑块形成；管腔是否狭窄，腔内有无血栓及其他异物。

显微镜：血管内皮细胞是否完整，内膜有无增厚或异常物质沉积；弹力纤维有无断裂、增多或减少；中膜平滑肌细胞有无病变；有无炎症反应；有无管腔狭窄。

一、目的要求

• 掌握动脉粥样硬化的基本病理改变、冠状动脉粥样硬化、心肌梗死的病理特征及临床病理联系。

• 掌握原发性高血压血管病理特征，器官病变期心、脑、肾等重要器官的病理特征及临床病理联系。

• 掌握风湿病的基本病理改变、风湿性心脏病的病理特征及临床病理联系。

- 掌握心瓣膜病对血流动力学的影响。
- 熟悉感染性心内膜炎的病理特征及临床病理联系。
- 了解心肌炎、心肌病的概念、病理特征及临床病理联系。

二、观察内容

病变	大体标本	组织切片
动脉粥样硬化/冠心病	主动脉粥样硬化	主动脉粥样硬化
	脑基底动脉粥样硬化	
	冠状动脉粥样硬化	心肌梗死
	心肌梗死	
原发性高血压	高血压性心脏病	高血压性心脏病
	高血压性肾固缩	高血压性肾固缩
	脑出血	脾小动脉透明变性
风湿性心脏病（风心病）	风湿性心内膜炎	风湿性心肌炎
	风湿性心包炎	
感染性心内膜炎	亚急性细菌性心内膜炎	亚急性细菌性心内膜炎
心瓣膜病	慢性心瓣膜病	

三、观察要点

（一）动脉粥样硬化（Atherosclerosis）

病史 患者，女，66岁。间歇性胸骨后疼痛10年，间有气促、心悸。加重6个月。入院前3小时劳累后突感剧烈心绞痛，向左肩、臂放射，急诊入院。心电图及血清学检查提示心肌梗死。救治无效死亡。

1. 主动脉粥样硬化

大体标本

- 脂纹：内膜黄色斑点或条纹，平坦或微隆起。
- 纤维斑块：内膜黄色或瓷白色斑块，微隆起，表面呈蜡滴状。
- 粥样斑块：黄白色突起斑块，表面为灰白纤维帽，其下为黄色粥样物，深面为中膜。斑块可伴有溃疡或钙化。

组织切片（图6-1、图6-2）

- 首先认清主动脉的内膜面。
- 脂纹：内膜层泡沫细胞聚集。
- 纤维斑块：斑块表层为厚薄不一的纤维帽，其下常见数量不等的平滑肌细胞、泡沫细胞、淋巴细胞及细胞外基质。
- 粥样斑块：斑块表面为透明变性的纤维帽，其下常见坏死物质，内有胆固醇结晶和钙盐沉积，底部和边缘可见肉芽组织、少量泡沫细胞和淋巴细胞。
- 观察中膜有无改变。

2. 冠状动脉粥样硬化

大体标本

- 注意观察内膜面的病变特点和管腔的变化。

组织切片

- 肉眼观察：管壁的厚度及管腔变化。
- 镜下观察：斑块病变的特点。

3. 脑基底动脉粥样硬化

大体标本

- 剖开/未剖开的脑基底动脉。
- 透过动脉外膜观察。
- 观察动脉腔和动脉管壁有什么改变。

4. 左心室壁心肌梗死

大体标本

- 注意病变的部位、形状、颜色、质地和范围。
- 注意病程，有无并发症。

组织切片

- 确定病变区域。
- 观察病变组织结构和细胞形态特点。

思考

- 主动脉粥样硬化有哪些继发改变？危害最大的是什么？
- 冠状动脉粥样硬化对机体的最大危害是什么？
- 脑基底动脉粥样硬化对脑实质有何影响？可导致什么后果？患者会有什么临床表现？
- 何谓冠心病？可引起哪些严重后果？如何预防冠心病？
- 如何判断心肌梗死是哪支血管病变所致？
- 心肌梗死的原因是什么？临床上患者有何主要表现？可有哪些并发症及后果？

（二）原发性高血压（Primary hypertension）

1. 良性高血压

病史　患者，女，71岁。头昏、头痛20余年，情绪激动及工作紧张时加重。心累、心跳，尿量增多2年。血压194/129mmHg。尿内查见蛋白，X线胸片显示心脏增大呈靴形。1天前突然昏倒，肢体瘫痪，抢救无效死亡。

（1）高血压性心脏病

大体标本

- 左心室向心性/离心性肥大。
- 注意观察心脏大小、形状，心腔大小，心室壁厚度，乳头肌，心瓣膜。

组织切片（图1－1－1）

- 心肌纤维肥大。

（2）高血压性固缩肾

大体标本

- 颗粒性肾固缩。
- 肾体积缩小，表面见均匀小颗粒。
- 切面实质变薄，皮髓质分界不清。
- 注意观察肾门处小动脉断面有何改变。

组织切片（图 6-3）

- 入球小动脉和小叶间动脉透明样变。小动脉（肌型动脉）内膜弹力纤维和胶原纤维增多，中膜平滑肌细胞增生，弹力纤维增多。
- 肾单位萎缩、玻璃样变，间质结缔组织增生，淋巴细胞浸润；剩余肾小球代偿性增大。

（3）脑出血

大体标本（图 3-2-1）

- 注意观察出血灶部位、大小及范围。

（4）脾小动脉透明变性

组织切片

- 白髓中央或附近的脾中央小动脉透明样变。

2. 恶性高血压

病史 患者，男，31 岁。心慌、头痛、呕吐 1 个月，尿少伴神志不清 3 天入院。体格检查：血压 196/117mmHg，心尖区第二心音亢进。尿蛋白（++），降压及对症治疗无效，病情加重，尿量减少至无尿。于入院后 16 天死亡。

组织切片

- 肾入球小动脉和叶间动脉：细动脉壁纤维素样坏死（坏死性细动脉炎）、小动脉内膜洋葱皮样病变（增生性小动脉硬化）。
- 观察肾小球、肾小管的改变。

思考

- 高血压性心脏病心脏的改变是如何发生的？对机体有何影响？
- 用组织学改变解释高血压性固缩肾大体形态特点。肾脏病变可致什么严重后果？有何临床表现？

（三）风湿性心脏病（Rheumatic heart disease）

1. 风湿性心内膜炎

病史 患者，女，10 岁。发热伴游走性大关节肿痛 2 个月，近两周咳嗽、气紧、心悸，逐渐不能平卧，下肢水肿。体格检查：心率 180 次/分钟，呼吸 50 次/分钟。呼吸音粗糙并有细湿啰音。肝肋下 3cm，压痛。

大体标本（图 3-3-2）

- 疣状赘生物粟粒大小，灰白色，半透明，单行排列于瓣膜（二尖瓣多见）闭锁缘。

- 观察腱索、心内膜、心肌、心外膜有无改变。

组织切片

- 瓣膜结缔组织基质黏液样变和胶原纤维的纤维素样坏死，并有少量浆液及浆细胞。
- 可发生纤维化及瘢痕形成。

2. 风湿性心肌炎

组织切片（图6—4）

- 灶性间质性心肌炎，即心肌间质尤其是血管旁见风湿性肉芽肿（Aschoff 小体）。
- 小体中心为纤维素样坏死，其周围有成团的风湿细胞（Aschoff 细胞）、少量淋巴细胞及单核细胞。
- 风湿细胞体积大，圆形或多边形，胞质丰富，单核或多核，核膜清楚，染色质集中在核中央。

3. 风湿性心包炎（图4-1-2）

病史　患者，女，65岁。发热3周伴心力衰竭。体格检查：体温39℃，脉搏130次/分钟，呼吸30次/分钟。口唇发绀，呼吸困难，可闻及心包摩擦音。抢救无效死亡。

大体标本

- 注意心包腔大小及心包壁浆液性/纤维素性炎症。

思考

- 风湿性心内膜炎瓣膜上的病变由什么成分构成？其本质是什么？若反复发作会有什么严重后果？
- 风湿性心包炎中心包摩擦音产生的原因是什么？
- 风心病时，二尖瓣狭窄和关闭不全是如何产生的？其血流动力学改变如何？临床上有哪些表现？

（四）感染性心内膜炎：亚急性细菌性心内膜炎（Subacute bacterial endocarditis）

病史　患者，男，33岁。5年出现反复牙痛及关节痛，常感冒发热，1年前觉心悸及活动后气促。2个月前拔牙后突然发热，治疗后仍低热不退，心悸、气促加剧。9天前突然感左上腹痛。体格检查：心脏主动脉瓣区闻及粗糙收缩期杂音。肝肋下5cm，脾可扪及，有触痛。外周血培养有草绿色链球菌生长。死前肺部出现大量湿啰音，全身水肿，治疗无效死亡。

大体标本

- 注意观察主动脉瓣、二尖瓣的改变。
- 瓣膜上赘生物体积大，呈息肉状或菜花状，色污秽，干燥、质脆、易脱落。
- 常有瓣膜增厚，腱索增粗。
- 病变严重时可发生瓣膜溃疡穿孔。
- 注意观察心脏体积和心肌厚度有无变化。

组织切片（图6-5）

- 赘生物由血小板、纤维素、细菌菌落、中性粒细胞及坏死组织组成，有钙化。
- 赘生物基部不同程度机化。

思考

- 亚急性细菌性心内膜炎与风湿性心内膜炎的赘生物有何不同？
- 此病与风湿性心内膜炎有何联系？

（五）心瓣膜病 （Valvular vitium of heart）

病史 患者，女，35岁。四肢游走性关节疼痛11年，心悸、双下肢水肿5年。体格检查：口唇及四肢发绀，颈静脉怒张，双肺下部闻及湿啰音，心界向左右扩大，心尖区闻及Ⅲ级粗糙收缩期杂音和舒张期雷鸣样杂音。肝肋下3cm，肝颈征（＋），毛细血管搏动征（＋），双下肢水肿。胸部X光片显示：肺淤血，间质性肺水肿，双下肺感染，心脏各房室普遍增大，以左心房、左心室、右心室增大明显。因合并肺部感染，抢救无效死亡。

大体标本

- 观察心脏体积大小。
- 注意心脏剖开的方式及显示瓣膜。
- 瓣膜关闭不全：瓣膜增厚、卷曲、缩短或瓣膜破裂穿孔。腱索增粗、融合。
- 瓣膜口狭窄：瓣膜增厚、变硬、粘连、弹性降低，瓣口缩小。
- 观察左右心室、心房的大小、肌壁厚度。

思考

- 试比较慢性心瓣膜病、高血压性心脏病、冠心病和肺心病心脏的病变特点。简述它们各自产生的血流动力学改变的机制。

［病案讨论］

病案（一）

病史摘要 患者，女，63岁。因心前区疼痛10年，加重伴呼吸困难10小时入院。入院前10年感心前区膨胀性或压迫性疼痛，多于劳累、饭后发作，每次持续3～5分钟，休息后减轻。入院前2个月发作渐频繁，休息时也发作。入院前10小时，睡眠中突感心前区剧痛，并向左肩部、臂部放射，伴大汗、呼吸困难，咳出少量粉红色泡沫状痰液，急诊入院。体格检查：体温37.8℃，心率130次/分钟，血压80/39mmHg。呼吸急促，口唇及指甲发绀，咳粉红色泡沫状痰液，皮肤湿冷，颈静脉稍充盈，双肺底部闻湿鸣音，心界向左扩大，心音弱。实验室检查：外周血白细胞20×10^9/L，中性粒细胞0.89，尿蛋白（＋），血中尿素氮30.0mmol/L，CO_2结合力16.0mmol/L。入院后经治疗无好转，于次日死亡。

尸检摘要 主动脉散在灰黄色或灰白色斑块隆起，部分有钙化、出血。腹主动脉斑块有溃疡形成。脑基底动脉偏心性增厚变硬，管腔狭窄。左冠状动脉主干、前降支、左旋支及右冠状动脉壁多段管壁增厚，管腔Ⅱ～Ⅳ度狭窄。室间隔大部、左心室前壁及侧壁、心尖部、右心室前壁内侧心肌变软、变薄，失去光泽，镜下见心肌坏死。肝900g，表面见弥漫细小颗粒，切面黄褐相间，似槟榔状。右肺600g，左肺550g，双肺弥散性肺曲霉菌感染伴小脓肿形成。左胸腔积液400ml，四肢末端凹陷性水肿。

讨论

1. 本病例的主要疾病是什么？死因是什么？
2. 患者临床症状及体征的病理基础是什么？

病案（二）

病史摘要　患者，女，62岁。入院前1个多月感头晕、头痛、心慌，伴恶心、呕吐、食欲下降，服中药后呕吐停止。入院前2天上述症状加重，出现视物模糊、尿少、神志恍惚、反应迟钝，急诊入院。体格检查：体温37.1℃，脉搏74次/分钟，呼吸18次/分钟，血压191/111mmHg，双瞳孔等大，对光反射不明显，眼底视神经乳头边界不清，视网膜动脉变细，视网膜散在片状出血。心尖区第二心音亢进。心电图：左心室肥厚，左心室侧壁陈旧性梗死。尿蛋白（＋＋），红细胞（＋），颗粒管型1个/高倍，血红蛋白40g/L，白细胞$8.6×10^9$/L，肾功能：非蛋白氮95～190mmol/L（正常14.5～25.0mmol/L），CO_2结合力15.7mmol/L（正常20.2～29.2mmol/L）。入院后降压及对症治疗无效，病情进行性加重，尿量减少甚至无尿，入院后2周死亡。

尸检摘要　心脏重430g，左心室壁厚1.8cm，右心室壁厚0.6cm，左心室侧壁见多个地图状灰白色或暗红色坏死区。双肾体积缩小，表面呈细颗粒状，切面见肾实质变薄，皮、髓质分界不清。主动脉、左冠状动脉前降支、右冠状动脉、双颈内动脉、脑底动脉、肾动脉、肠系膜动脉等多处见粥样硬化斑。大脑明显萎缩，脑沟增宽，脑回变窄。镜下见细小冠状动脉、肾入球动脉、脾中央动脉及脑细小动脉硬化，管壁透明变性，肾小球毛细血管丛纤维素性坏死。

讨论

1. 该患者患有哪些疾病？死亡原因是什么？
2. 临床症状和体征的病理基础是什么？
3. 如何防止该患者所患疾病的发生、发展和不良结局？

病案（三）

病史摘要　患者，女，28岁。因心悸、气促10余天，突然神志不清，伴右侧肢体瘫痪1天入院。患者近四五年来劳动后偶觉心悸、气促，休息后好转。1个月前拔牙后发热，服药后退热好转。近10天心悸、气促加剧，1天前突发神志不清，右侧肢体不能活动急诊入院。既往史：幼年时经常咽痛、发热，并有肢体关节肿痛史。体格检查：神志已清醒，右侧肢体瘫痪，肌张力增强，口唇稍显发绀，不能平卧；呼吸29次/分钟，心率140次/分钟，体温38.5℃，血压124/86mmHg；心界向左右侧扩大；主动脉瓣区闻及收缩期及舒张期杂音；双肺底部闻及湿啰音；肝肋下3cm，脾可扪及。实验室检查：外周血白细胞$15×10^9$/L，中性粒细胞0.86，尿蛋白（＋），红细胞（＋）。入院后经治疗，症状未见明显好转。入院第 10 天于夜间大便时呼吸困难突然加剧，明显发绀，抢救无效，心跳、呼吸停止而死亡。

尸检摘要 心脏体积增大，重量 420g，各心腔扩大，左心室肌壁增厚（1.4cm），主动脉瓣增厚、粘连，瓣膜心室面见息肉状污秽赘生物，约花生米大小，表面粗糙不平。双肺淤血水肿。肝脏重 1800g，切面褐黄相间，似槟榔状。脾脏重 300g，切面见三角形梗死灶。左肾上极被膜下见灰白色梗死灶。大脑冠状切面，左侧顶叶中央前回有一 4cm×3cm 大小的灰白色软化灶。

讨论

1. 该患者患有哪些疾病？死因是什么？
2. 其临床表现的病理基础是什么？
3. 如何防止该患者所患疾病的发生、发展和不良结局？

（庞宗国，赵莎）

第七章　呼吸系统疾病
（Diseases of respiratory system）

呼 吸 系 统 标 本 的 观 察 方 法

　　肺大体标本的观察方法：正常肺组织脏层胸膜薄而光滑，肺组织呈海绵状，支气管和伴行血管由肺门到肺边缘逐渐变细，近胸膜时肉眼已无法看见。大体观察时应注意识别是哪一侧的肺，胸膜有无渗出、粘连和增厚。肺切面应注意支气管分布、粗细、黏膜是否光滑、颜色，管腔有无扩张、狭窄，腔内有无分泌物、渗出物、血凝块、异物、新生物等，管壁厚度是否正常；肺泡腔有无扩大（灶性、弥漫性）；肺实质有无实变、新生物；病变的部位、大小、形状、分布、结构、质地、颜色及其与支气管的关系，周围肺组织有何改变；肺门淋巴结有无变化。

　　肺组织切片的观察方法：应先用低倍镜观察胸膜有无改变、肺的一般结构、支气管及血管的形态、病变区的结构与分布以及与支气管和周围组织的关系。

一、目的要求

- 掌握大叶性肺炎、小叶性肺炎及病毒性肺炎的病变特点及临床病理联系。
- 掌握慢性支气管炎、支气管扩张症、肺气肿、硅沉着病和肺源性心脏病的形态特点。
- 掌握肺癌的病变特点及临床病理联系。

二、实习内容

病变	大体标本	组织切片
慢性肺阻塞性疾病		慢性支气管炎
	肺气肿	肺气肿
	肺源性心脏病	肺源性心脏病
	支气管扩张症	支气管扩张症
肺炎	大叶性肺炎	大叶性肺炎
	小叶性肺炎	小叶性肺炎
		间质性肺炎
硅沉着病	硅沉着病	硅沉着病
肺肿瘤	肺癌	肺癌

三、观察要点

（一）慢性肺阻塞性疾病

1. 慢性支气管炎（Chronic bronchitis）

病史 患者，男，60岁。因反复咳嗽、咳痰20年，加重10天入院。患者喜好吸烟，于20年前开始咳嗽、咳痰，初较轻微，后逐年加重，多于冬春季发作，每年持续约3个月，到夏天气候转暖后可自然缓解。10天前因受凉再次出现咳嗽、咳痰，以晨起或晚间睡觉前明显，咳白色泡沫痰。体格检查：双肺呼吸音稍低，左下肺可闻及少量湿啰音。胸片示肺纹理增多。肺功能检查：残气量占肺总量的25%，第一秒用力呼气量占用力肺活量的比值为55%。

组织切片

- 病变始于较大的支气管，逐渐累及较小的支气管和细支气管。
- 呼吸道纤毛黏液系统受损，上皮细胞坏死脱落，可伴杯状细胞增生和鳞状上皮化生。
- 黏膜下腺体增生肥大；浆液腺上皮发生黏液腺化生，可伴支气管内黏液栓形成。
- 间质小血管充血。淋巴细胞、浆细胞浸润。可见平滑肌断裂，软骨萎缩、钙化。

思考题

- 慢性支气管炎患者有定期咳嗽、咳痰症状，其病变基础是什么？
- 为什么慢性支气管炎易反复发作？

2. 肺气肿（Pulmonary emphysema）

病史 患者，男，60岁。因咳嗽、咳痰10年，气促伴喘息5年，加重5天入院。患者于10年前出现咳嗽，咳白色泡沫痰，每于冬春两季发作，每年持续达3个月，5年前开始出现活动后气促伴喘息。体格检查：呼吸35次/分钟。桶状胸，双肺叩诊呈过清音，双肺呼吸音减弱，有散在干啰音。X线检查：双肺野透亮度增加。呼吸功能检查：残气量占肺总量的百分比为60%。经抗炎对症治疗好转出院。

大体标本

- 肺体积显著膨大，边缘钝圆。
- 肺组织柔软而弹性差。
- 切面呈蜂窝状。

组织切片（图7-1、图7-2）

- 肺组织含气量过多，肺泡管、肺泡囊和肺泡正常结构消失。
- 肺泡扩张，间隔变窄、断裂，相互融合成为较大的囊腔。
- 肺毛细血管床明显减少，肺小动脉内膜呈纤维性增厚。
- 细小支气管可见慢性炎症改变。

思考

- 为什么肺气肿患者常常缺氧？

3. 支气管扩张症（Bronchiectasis）

病史　患者，女，31岁。因间断咯血3个多月入院。3个多月前患者无明显诱因出现咯血，鲜红色，量约200ml，于外院急诊对症处理后好转。后间断咯血，量5～20ml/d不等。胸部CT显示：左下肺内支气管管壁增厚，呈柱状扩张或成串成簇的囊状改变，部分区域钙化明显。行病变肺段切除术。

大体标本

- 病变累及段及以下支气管和直径大于2mm的中、小支气管。
- 支气管呈圆柱状或囊状扩张。
- 扩张支气管内常含有黏液脓样或黄绿色渗出物，亦可为血性渗出物。
- 扩张支气管周围肺组织常发生肺萎陷、纤维化。

组织切片（图7-3）

- 支气管壁呈慢性炎症改变，并有不同程度的组织结构破坏。

思考

- 哪类支气管扩张症患者在体位变化时常咳大量脓痰？尤其是早晨量多？
- 支气管扩张症患者能完全痊愈吗？
- 支气管扩张症能否引起肺源性心脏病、肺癌等病变？

（二）肺炎（Pneumonia）

1. 大叶性肺炎（Lobar pneumonia）

病史　患者，男，25岁。因突发寒颤、高热、胸痛、气急4天入院。入院前4天患者受凉，次晨感头昏、头痛，入院前3天下午突发寒颤、高热，晚上感右胸痛，吸气时疼痛加剧，呼吸急促。考虑为肺炎，服磺胺等药物治疗。因高热持续不退，气急加剧，于发病后4日急诊入院。体格检查：体温40.01℃，脉搏105次/分钟，呼吸32次/分钟，血压112/55mmHg。急性病容，神清合作，唇微发绀。呼吸浅快，背部叩诊右肺中份及左肺上叶上份呈浊音，语颤增强，听诊呈支气管呼吸音，并散在多数湿啰音。X线胸片显示：右肺上叶前段及左肺上叶尖后段实变，呈大片均匀致密影，其内可见含气的支气管影，病变以叶间裂为界，边界清晰。实验室检查：白细胞20.0×10^9/L，中性粒细胞0.90。入院后咳铁锈色痰。痰培养：肺炎双球菌生长。

大体标本

- 病变累及一个肺段或整个肺大叶。
- 受累肺叶肿大，呈灰红色或灰白色。
- 随着病变的发展，质地由软变实（质实如肝），再逐渐变软。

组织切片（图7-4、图7-5）

- 肺泡壁结构可辨，肺泡间隔未受破坏。
- 肺泡腔内容物在不同时期有所不同，基本成分是大量细丝状纤维素，此外可见大量的红细胞（红色肝样变期）或中性粒细胞（灰色肝样变期）。

- 肺泡壁毛细血管扩张充血。

思考

- 大叶性肺炎属于什么类型的炎症？为什么会咳铁锈色痰？
- 病变肺组织可完全恢复正常吗？

2. 小叶性肺炎（Lobular pneumonia）

病史 患者，男，69岁。因高血压性心脏病左心衰竭半年，咳嗽、咳痰1年加重伴发热5天入院。体格检查：体温38℃，脉搏112次/分钟，呼吸35次/分钟，血压170/100mmHg。口唇发绀，呼吸急促，双肺叩诊呈清音，心界扩大，双肺闻及散在湿啰音。实验室检查：白细胞 $11.2×10^9/L$，中性粒细胞0.8。X线检查示双肺散在多数小灶阴影，以双下肺为明显。入院后经积极抗炎和支持治疗无效，呼吸困难加重，终因呼吸循环衰竭死亡。

大体标本

- 双肺表面和切面上散在灰黄色实变病灶，不突出于肺表面。
- 病灶大小不等，直径多在0.5~1.0cm（相当于肺小叶范围），形状不规则。
- 病灶中央常见一至二个细支气管断面。严重者病灶可相互融合，甚至累及整个肺叶。

组织切片（图7-6、图7-7）

- 病变以细支气管为核心，低倍镜下可见多个病灶，呈片状分布。
- 支气管、细支气管管腔及其周围肺泡腔内有大量的中性粒细胞、一些红细胞及脱落的肺泡上皮细胞，纤维素较少。严重者病灶相互融合，呈片状分布。
- 病灶周围可伴代偿性肺过度充气或肺不张。

3. 间质性肺炎（interstitial pneumonia）

病史：患者，男，3岁。因乏力、咽痛、咳嗽8天，发热、精神萎靡6天入院。体格检查：体温39℃，脉搏140次/分钟，呼吸50次/分钟，血压110/68mmHg。面色灰。背部叩诊左肺下叶呈浊音，呼吸音减低，两肺有少量湿啰音。实验室检查：白细胞 $9.0×10^9/L$，淋巴细胞0.6。X线胸片：双肺纹理增多，左下肺大片密度较淡阴影。入院后经抗炎及支持治疗，痊愈出院。

大体标本

- 病变常不明显，肺组织因充血、水肿而体积轻度增大。

组织切片（图7-8、图7-9）

- 肺泡间隔增宽，肺泡腔内一般无明显炎性渗出或仅有少量浆液。
- 肺泡间隔内血管充血、水肿及淋巴细胞、单核细胞浸润，少数病例肺泡内可见透明膜形成。

思考

- 病毒性肺炎与大叶性肺炎、小叶性肺炎的病变有何不同？
- 病毒性肺炎是累及肺什么部位的肺炎？
- 这种肺炎除可由病毒引起外，还可由哪种病原引起？病理组织学诊断病毒性肺炎的主要依据是什么？

（三）硅沉着病（Silicosis）

病史 患者，男，45岁。做瓷铸造模工26年。因反复咳嗽、咳痰8年，气促5年入院。体格检查：双肺呼吸音低，无啰音。X线胸片显示：双肺有多个3cm×2cm大结节影，肺门阴影增大，双肺纹理增多呈网织状，肺野透明度增大，肺底可见多个肺大泡。

大体标本
- 肺组织因大量黑色碳末沉着呈黑色（灶性或弥漫性）。
- 散在针头或粟粒大小的、灰白或黑白相间的结节。结节境界清楚，直径2mm～5mm，圆形或椭圆形，灰白色、质硬，触之有砂粒样感。
- 疾病后期，硅结节与纤维化肺组织融合成团块状，中央可发生坏死、液化，形成空洞。
- 胸膜广泛增厚。
- 肺门淋巴结增大、可见。

组织切片
- 早期硅结节为吞噬硅尘的巨噬细胞局灶性聚集而成，以后可发生纤维化和透明变性。
- 弥漫性肺纤维化。

思考
- 根据硅结节的数量、大小、分布范围及肺纤维化程度如何将硅肺分期？
- 早期硅沉着病患者，离开有硅尘的环境后，病变是否可以痊愈或不再发展，为什么？
- 为什么硅沉着病患者在晚期常有严重呼吸困难和心力衰竭的临床表现？
- 为什么硅沉着病患者容易合并肺结核？

（四）肺源性心脏病（Cor pulmonale）

病史 患者，男，66岁。因咳嗽、咳痰20年，气促7～8年，加重伴下肢水肿1周入院。体格检查：体温正常，心率130次/分钟，二尖瓣区可闻及收缩期吹风样杂音。双肺肺气肿征，听诊双肺干、湿啰音。肝于肋下3cm处触及，质软有压痛，肝颈静脉回流征阳性，双下肢水肿。X线胸片显示：肺野透明度增大，下肺纹理呈残根状，心脏横径增宽，心尖圆钝上翘，肺动脉段突出，右下肺动脉干增粗，直径达18mm。

大体标本
- 肺部病变：可见如慢性支气管炎、肺气肿等改变。
- 心脏病变：重点观察右心室壁厚度、肉柱和乳头肌、心腔及肺动脉圆锥的改变。右心室壁肥厚（肥厚分绝对肥厚和相对肥厚，当右心室显著扩张时，右心室厚度仍为0.2cm～0.3cm，称相对肥厚），心腔扩张，心尖圆钝，肺动脉圆锥显著膨隆。通常以肺动脉瓣下2cm处右心室壁厚度超过0.45cm（正常0.2cm～0.4cm）为病理学诊断肺心病的标准。

思考

- 肺源性心脏病右心肥大、扩张的形成机制是什么？
- 为什么晚期肺源性心脏病患者可出现体循环淤血？

（五）肺癌（Lung cancer）

大体标本

- 观察病变部位，注意与肺门和大支气管的关系。
- 可分为中央型、周围型和弥漫型。
- 观察病变特点：大小、形状、分布、颜色、质地、边界等。
- 支气管和肺门淋巴结有何改变？

组织切片

- 分为鳞状细胞癌（图7-10、图7-11）、腺癌（图7-12、图7-13）、小细胞癌及大细胞癌等类型。
- 结合肿瘤章节所学各类型肿瘤知识，观察病变特点（细胞形态和组织结构）。

【思考】

1. 比较大叶性肺炎与小叶性肺炎，两者有何区别？
2. 简述慢性支气管炎的发生发展过程及结局？

［病案讨论］

病案（一）

病史摘要 患者，男，62岁。因反复咳嗽、咳痰7年，伴气促、心悸3年，下肢及结膜水肿2年，腹胀2月入院。7年前因受凉后发热、咳嗽、咳脓痰，其后每逢冬春季常咳嗽，咳白色泡沫痰，有时为黄色黏性脓痰，反复加重。3年来，在劳动或上楼梯后常感心悸、呼吸困难。2年前开始反复出现双侧下肢胫前及踝关节周围凹陷性水肿，伴球结膜充血水肿。3个月前感冒后再次出现发热、咳嗽加重、咳脓痰、心悸气促加剧并出现腹胀，不能平卧，急诊入院。体格检查：体温37.4℃，脉搏102次/分钟，呼吸30次/分钟，血压103/78mmHg。慢性病容，端坐呼吸，嗜睡，口唇可见发绀，颈静脉怒张，桶状胸，呼吸动度降低，叩诊呈过清音，双肺散在干、湿啰音。心率102次/分钟，心律齐，心浊音界缩小。腹部膨隆，大量腹水征，肝在肋下6cm，质地较硬，双下肢凹陷性水肿。实验室检查：血红蛋白98g/L，白细胞6.7×10^9/L，中性粒细胞0.89，淋巴细胞0.11。入院后患者突然抽搐，极度烦躁不安，继之神志不清，心率增加至140次/分钟，抢救无效死亡。

尸检摘要 左右胸膜腔积液各220ml，腹膜腔积液2100ml，清亮透明，呈淡黄色，比重1.014。双肺总重760g，体积增大，充气膨胀，切面见双肺散在灶性实变，呈灰白色，部分灰白与暗红相间，且以双肺下叶为甚。镜下见双肺组织实质成分减少，近胸膜处肺组织过度充气、扩张，部分肺泡隔断裂，肺泡壁变薄；部分区见细支气管黏膜上皮内杯状细胞增多伴鳞状上皮化生，支气管和细支气管壁充血水肿，管腔内充满大量中性粒细胞、脓细胞和脱落崩解的黏膜上皮细胞，个别管腔内见黏液或渗出物形成的栓子，管腔周围纤维组织增生伴淋巴细胞和浆细胞散在或灶性浸润，管壁黏液腺增多并肥大，管壁软骨灶性钙化及纤维化。心脏重305g，右心室壁厚0.37cm，右心腔明显扩张，肉柱及乳头肌增粗变扁，肺动脉圆锥膨隆，左心及各瓣膜未见明显病变。心源性肝硬化。其他器官变性、淤血。

讨论

1. 根据主要临床表现作出诊断，并说明诊断依据。
2. 简述该患者的疾病的发生发展过程。
3. 请用尸检发现解释患者的症状和体征。

病案（二）

病史摘要　患儿，男，2岁。因发热、咳嗽、咳痰伴气喘9天，加重2天入院。体格检查：体温39.1℃，脉搏157次/分钟，呼吸29次/分钟。患儿面色苍白，呼吸急促，精神萎靡，鼻翼扇动。双肺下份可闻及湿啰音。心率157次/分钟，心音钝，心律齐。实验室检查：白细胞23×10^9/L，中性粒细胞0.82，淋巴细胞0.18。CT：左右肺下叶后段可见灶状阴影。临床诊断：小叶性肺炎、心力衰竭。入院后及时使用抗生素及对症支持治疗，但病情逐渐加重，治疗无效死亡。

尸检摘要　左右肺下叶后段实变，实变区切面见散在多处灰黄色病灶，直径0.1~0.3mm。数个病灶已融合，直径0.8~1.5mm。上述病变镜下为大量炎性细胞浸润，破坏细支气管管壁，管腔内可见大量中性粒细胞及脱落的上皮细胞，管腔周围的肺泡腔内可见较多中性粒细胞聚集。较小的病灶可见炎性细胞围绕细支气管分布，较大的病灶可见炎性细胞融合成片。难以观察到正常肺组织结构。

讨论

1. 你是否同意临床诊断？依据是什么？死因是什么？
2. 与大叶性肺炎如何鉴别？
3. 根据病理变化解释临床出现的咳嗽、咳痰、呼吸困难及X线影像表现。

（蒋莉莉，王威亚）

第八章 消化道疾病
（Diseases of digestive tract）

消化道系统包括食管、胃、小肠、大肠及肛管。观察时应首先确定是何部位，再观察其大体形态，如系胃则要识别胃大弯、胃小弯、幽门、贲门及前后壁。标本切开有一定方式，一般沿大弯剖开，肠则沿肠系膜对侧剖开。其次由表及里观察浆膜、肌层及黏膜。浆膜面：注意颜色、光泽、有无渗出物覆盖及增厚，与相邻器官有无粘连；黏膜面：注意颜色、厚度，有无充血、出血、坏死、溃疡、假膜及包块。若有异常改变，应注意病变的部位、大小、形状、颜色及相邻管壁的改变。若标本带有淋巴结，则要注意其数量、大小、硬度、颜色及切面的特点。

组织切片应观察消化管各层有无变性、坏死、充血、出血、渗出、增生及其他异常。若有溃疡，应注意溃疡深度、溃疡底部及边缘的改变。若为肿瘤，则要注意肿瘤的类型、分化等特征，有无浸润及浸润的深度。

一、目的要求

- 掌握消化性溃疡的病变特点、并发症及临床病理联系。
- 熟悉各型慢性胃炎、炎性肠病、急性阑尾炎的病理改变及临床病理联系。
- 熟悉消化道肿瘤的病变特点及后果。

二、观察内容

病变	大体标本	组织切片
慢性胃炎	慢性肥厚性胃炎	慢性浅表性胃炎
		慢性萎缩性胃炎
消化性溃疡	胃溃疡	胃溃疡
阑尾炎	急性阑尾炎	急性化脓性阑尾炎
炎性肠病	克罗恩病	
	溃疡性结肠炎	溃疡性结肠炎
消化道肿瘤	食管癌	食管癌
	胃癌	胃癌
	结直肠腺瘤	结直肠腺瘤
	管状腺瘤	管状腺瘤
	绒毛状腺瘤	绒毛状腺瘤
	家族性腺瘤性息肉病	家族性腺瘤性息肉病
	结直肠癌	结直肠癌

三、观察要点

（一）慢性胃炎（Chronic gastritis）

1. 慢性浅表性胃炎（Chronic superficial gastritis）
组织切片（图 8-1）
- 黏膜内慢性炎性细胞浸润以淋巴细胞、浆细胞为主。
- 无固有腺萎缩和化生。

2. 慢性萎缩性胃炎（Chronic atrophic gastritis）
病史　患者，女，45 岁。上腹饱胀，不适 5 年，偶有上腹部轻微疼痛。胃镜检查取活检。
组织切片（图 8-2、图 8-3）
- 黏膜固有层内慢性炎性细胞浸润，可形成淋巴滤泡。
- 固有腺数量减少。
- 常伴有肠上皮化生，亦可有假幽门腺化生。

3. 慢性肥厚性胃炎（Chronic hypertrophic gastritis）
大体标本
- 黏膜层增厚，黏膜皱襞肥大、增厚、变宽似脑回，黏膜皱襞上可见横裂，有多数疣状隆起的小结。

（二）消化性溃疡（Peptic ulcer）

病史　患者，男，36 岁。反复上腹部疼痛伴返酸、打嗝 3 年多，曾 3 次呕血。近半年上腹饱胀，消化不良。胃钡餐检查显示：胃窦小弯侧见一龛影，突出于胃轮廓之外，边缘光滑，龛影口部有黏膜水肿线，邻近黏膜呈放射状。胃镜检查：胃窦小弯侧有一直径 2cm 的溃疡，幽门水肿、狭窄。
大体标本（图 8-4）
- 胃小弯侧见一溃疡，边缘整齐，不隆起，黏膜皱襞从溃疡向周围呈放射状，底部平坦，深达肌层。
组织切片（图 8-5、图 8-6）
- 黏膜面有溃疡形成。
- 溃疡由内向外可分为四层，即炎症层、坏死层、肉芽组织层和瘢痕层。
- 胃小凹内可见幽门螺杆菌。
- 瘢痕层内可见增殖性动脉内膜炎。
- 溃疡底部的神经节细胞变性，神经纤维也常发生变性和断裂，断裂的神经纤维可呈小球状增生。

（三）急性阑尾炎（Acute appendicitis）

1. 急性单纯性阑尾炎（Acute simple appendicitis）
大体标本
- 阑尾轻度肿胀，浆膜面充血。

组织切片
- 黏膜充血、水肿，中性粒细胞浸润，纤维素性渗出。

2. 急性化脓性阑尾炎（Acute suppurative appendicitis）
大体标本（图8-7）
- 阑尾显著肿胀，浆膜面高度充血，表面覆以化脓性渗出物。

组织切片（图8-8、图8-9）
- 炎症从黏膜直达肌层及浆膜层，各层均有大量中性粒细胞弥漫浸润。

3. 急性坏疽性阑尾炎（Acute gangrenous appendicitis）
大体标本
- 阑尾呈暗红色或黑色，可有穿孔。

组织切片
- 大量中性粒细胞浸润，阑尾壁坏死。

（四）炎性肠病（Inflammatory bowel disease，IBD）

1. 克罗恩病（Crohn disease，CD）
大体标本（图8-10）
- 病变可累及整个消化道，呈跳跃性或节段性分布。
- 病变处肠壁变厚、僵硬，黏膜水肿，黏膜面见深而窄的纵行溃疡，溃疡可融合成裂隙，重者可引起肠穿孔及瘘管形成。

组织切片（图8-11）
- 裂隙状溃疡表面被覆坏死组织；可见透壁性炎症，即肠壁各层见较多淋巴细胞、巨噬细胞与浆细胞浸润；有淋巴组织增生伴淋巴滤泡形成。
- 部分病例可出现非干酪样坏死性肉芽肿。
- 黏膜下层增厚、水肿，其中有多数扩张的淋巴管。

2. 溃疡性结肠炎（Ulcerative colitis，UC）
大体标本（图8-12）
- 病变常累及结肠和直肠，呈连续性分布（而非跳跃性分布）。
- 可见浅表小溃疡，部分溃疡融合扩大。
- 残存的肠黏膜充血、水肿并增生形成息肉样外观，称假息肉。

组织切片（图8-13）
- 黏膜及黏膜下层可见中性粒细胞、淋巴细胞、浆细胞及嗜酸性粒细胞浸润。
- 可见隐窝脓肿。
- 可见广泛溃疡形成；溃疡边缘的肠黏膜上皮可有异性增生，提示有癌变的可能。

（五）消化道肿瘤

1. 食管癌 (Carcinoma of esophagus)

病史 患者，男，42 岁。3 个月前开始出现吞咽困难，进行性加重。体格检查：极度消瘦，双侧锁骨上淋巴结明显肿大。钡餐检查显示：食管下段长约 5cm 范围内管壁僵硬，管腔狭窄，黏膜破坏中断，并可见不规则充盈缺损，近端食管扩张。近期出现发热、咳嗽、气紧，患者经治疗无效死亡。

大体标本（图 8-14）

• 食管下段黏膜面可见一隆起型肿物，浸润性生长。

组织切片（图 8-15、图 5-1-6、图 5-1-7）

• 癌细胞呈浸润性生长。

• 癌细胞排列呈巢团状，极向消失，中央可见角化珠。

• 癌细胞异型性明显（核浆比例增加，核大小不等，核仁明显，核分裂易见）。

2. 胃癌 (Gastric carcinoma)

病史 患者，男，45 岁。上腹不适伴疼痛 3 个月，近 1 个月来明显消瘦。胃镜检查：胃窦小弯侧有一直径为 4cm 大小的不规则溃疡。胃钡餐检查显示：胃窦小弯侧见一半月形龛影，位于胃轮廓之内，边缘不整齐，有多个尖角，邻近黏膜破坏消失。行胃大部切除。

大体标本（图 8-16）

• 胃窦小弯侧有一溃疡型肿物，边缘隆起，底部凹凸不平。

组织切片（图 8-17）

• 癌细胞浸润性生长。

• 呈腺管状及筛状排列，周围可见促纤维增生反应。

• 细胞异型性明显，核分裂易见。

3. 结直肠腺瘤 (Colorectal adenoma)

（1）管状腺瘤

大体标本（图 8-18）

• 隆起于黏膜表面的类圆形新生物，表面常光滑或呈桑葚状，可有蒂，或呈广基状。

组织切片（图 8-19）

• 肿瘤组织由小管状腺体组成，细胞核深染，大小一致，呈笔杆状。

（2）绒毛状腺瘤

大体标本（图 8-20）

• 隆起于黏膜表面的菜花样新生物，大部分无蒂呈广基状。表面呈绒毛状，质软易碎。

组织切片（图 8-21）

• 腺上皮呈乳头状或指状生长，中心为纤维血管轴心，被覆腺上皮呈柱状，细胞核深染，拉长呈笔杆状。

（3）家族性腺瘤性息肉病

大体标本（图 8-22）

• 全结肠及直肠密布大小不等的息肉。

组织切片（图 5-1-3、图 5-1-4）

• 可表现为管状腺瘤或绒毛状腺瘤，或管状绒毛状腺瘤。

4. 结直肠癌（Colorectal cancer）

病史 患者，男，41 岁。大便带血伴间歇性便秘及腹泻半年，加重伴大便变细，排便困难 1 个月就诊。肠镜检查进镜 60cm，可见一新生物，肠镜勉强通过。手术切除部分结肠。

大体标本

• 隆起型（图 8-23）、胶样型（图 8-24）、浸润型（图 8-25）和溃疡型（图 8-26）。

组织切片（图 8-27、图 5-3-5、图 5-3-6）

• 多数为腺癌，可表现为管状腺癌、黏液腺癌、印戒细胞癌等多种形态。

思考

• 该疾病可能涉及的分子生物学改变有哪些？

【思考】

1. 慢性浅表性胃炎与慢性萎缩性胃炎的病理变化有何异同？
2. 消化性溃疡有哪些并发症？
3. 进展期食管癌的大体分型有哪些？
4. 进展期胃癌的大体分型有哪些？
5. 急性阑尾炎最显著的病理改变是什么？炎症以哪种炎性细胞为主？
6. 进展期结直肠癌的大体分型有哪些？

[病案分析]

病史摘要 患者，男，38 岁，医生。突然上腹剧痛并放射到肩部，呼吸时疼痛加重 3 小时，急诊入院。20 多年前开始上腹部疼痛，以饥饿时明显，伴返酸、嗳气，有时大便隐血（＋）。每年发作数次，多在秋冬之交和春夏之交，或饮食不当时发作，服碱性药物缓解。5 年前疾病发作时解柏油样大便，无力，进食后上腹痛加剧，伴呕吐，呕吐物为食物，经中药治疗后缓解。入院前 3 天自觉每天 15 时至 16 时及 22 时上腹不适，未予注意。入院前 3 小时突然上腹部剧痛，放射到右肩部，面色苍白，大汗淋漓入院。体格检查：脉搏 110 次/分钟，血压 100/56mmHg。神志清醒，呼吸浅快，心肺（一），腹壁紧张，硬如木板，全腹压痛，反跳痛。腹部透视：双膈下积气。临床诊断：十二指肠溃疡穿孔。急诊手术。行大部胃＋部分十二指肠切除术。

讨论

1. 请分析临床诊断是否正确？有哪些诊断依据？
2. 若在十二指肠溃疡处取组织检查，镜下可见哪些病理变化？
3. 用病理学知识解释疾病发展过程中出现的症状和体征，以及所发生的并发症。

（何度，江丹）

第九章　肝脏、胆道及胰腺疾病
（Diseases of liver，biliary tract and exocrine pancreas）

标 本 观 察 方 法

　　肝脏是人体最大的腺体。正常肝脏呈楔形，红褐色，表面光滑，平均体积约 25cm×12cm×9cm，平均重量约 1200g～1500g。观察时应注意肝脏的颜色（如淤胆时肝脏会变成黄绿色，脂肪变时会变黄或棕褐色，铁沉积时会变成暗褐色），体积有无增大或缩小（增大时边缘变圆钝、被膜紧张，而缩小时边缘变锐、被膜皱缩），被膜有无渗出物、是否增厚或粘连。肝表面是光滑还是呈结节状，若有结节应注意结节的数量、大小、颜色及分布（是弥漫性还是局限性）。观察切面时应注意结构是否正常，质地是否变硬或变软，颜色有何改变，有无充血、出血、坏死、囊腔或结节。若有结节则要注意结节的大小、分布、颜色、质地、周界等。若为弥漫结节状则要注意结节的大小、结节间结缔组织的宽窄。观察是否带有门静脉或卜腔静脉。若有，要注意是否有血栓或癌栓形成。正常肝脏组织切片可见肝小叶，肝细胞以中央静脉为中心呈放射状排列。肝细胞的排列呈单排板状结构，称为肝板，肝板间为肝窦。肝窦主要衬以内皮细胞及 Kupffer 细胞。肝小叶周边的一层肝板称为界板。相邻肝小叶之间的三角形结缔组织区称为汇管区（或门管区），其中可见小叶间胆管、小叶间静脉、小叶间动脉、淋巴管及神经纤维。观察切片时要注意肝小叶结构是否存在，肝板排列有无紊乱，界板是否整齐，肝细胞有无变性、坏死、增生或癌变，有无淤胆。注意汇管区有无扩大，胆管有无扩张、增生，血管有无改变，有无纤维组织增生，有无炎性细胞浸润，被膜有无增厚或炎性渗出。若为肿瘤，则要注意肿瘤的形态特点，有无微血管癌栓。

　　胆囊是附着于肝右叶后方的一个梨形袋状结构。成人胆囊可长至 10cm，宽 3～4cm，游离面由与肝表面连续的浆膜被覆。胆囊可分成胆囊底、胆囊体和胆囊颈三个部分。胆囊壁由黏膜、肌层和浆膜层构成，浆膜层仅见于胆囊游离部分的表面。胆囊没有黏膜肌层及黏膜下层。

　　胰腺外形狭长，长 12～16cm，宽 3～4cm，厚 1.5～2.5cm，重约 80g，位于上腹区腹膜后，可分头、颈、体和尾部。头颈部在腹中线右侧，位于十二指肠弯内。胰腺质软，无纤维被膜，其腹侧为后腹膜所覆盖。

　　胰腺实质由外分泌部和内分泌部两部分组成。外分泌部为浆液性复管泡状腺。内分泌部是散在于外分泌部之中的细胞团，称为胰岛。

一、目的要求

- 掌握病毒性肝炎的基本病变及各型肝炎的病变特点和临床病理联系。
- 掌握门脉性肝硬化的病变特点及临床病理联系。
- 熟悉肝癌的病变特点及临床病理联系。

二、观察内容

病变	大体标本	组织切片
病毒性肝炎		
携带者状态		携带者状态
急性肝炎		急性肝炎
慢性肝炎		轻度/中度/重度慢性肝炎
急性重型肝炎	急性重型肝炎	
亚急性重型肝炎	亚急性重型肝炎	
慢性重型肝炎		慢性重型肝炎
酒精性肝病	脂肪肝	酒精性肝炎
肝硬化		
门脉性肝硬化	门脉性肝硬化	门脉性肝硬化
坏死后性肝硬化	坏死后性肝硬化	
胆汁性肝硬化	胆汁性肝硬化	胆汁性肝硬化
原发性肝癌	巨块型/结节型/弥漫型肝癌	
转移性肝癌	转移性肝癌	肝细胞性肝癌
胆石症	慢性胆囊炎	慢性胆囊炎
	胆囊结石	
	肝内胆管结石	
胰腺癌	胰腺癌	

三、观察要点

（一）病毒性肝炎（Viral hepatitis）

1. 携带者状态（Carrier state）

病史　患者，男，18岁。平时体健。入学体检发现乙肝"大三阳"，肝功能无异常。母亲有乙肝病史。肝脏穿刺活检送病理学检查。

组织切片（图9-1、图9-2）

- 肝小叶结构完整。
- 汇管区无扩大及炎性细胞浸润。
- 肝细胞水样变（细胞质疏松淡染）和气球样变。
- 毛玻璃样肝细胞（细胞质呈均质嗜伊红，似不透明的磨砂玻璃改变）或砂状核。

2. 急性肝炎（Acute hepatitis）

病史　患者，男，25岁。因肝区痛、食欲不振、厌油腻5天入院。体格检查：肝肋下1cm，表面光滑，有触痛。血清丙氨酸氨基转移酶增高。查血显示 HBsAg、

HBcAg 阳性。

大体标本

• 肝体积轻度增大，质软，黄疸型呈黄绿色。

组织切片

• 广泛肝细胞水样变和气球样变。

• 少量点状、灶状坏死及肝细胞凋亡。

• 小叶内坏死灶及汇管区有少量炎性细胞浸润。

• 若为黄疸型急性肝炎，则毛细胆管内可见淤胆和胆栓形成。

3. 轻度慢性肝炎（Mild chronic hepatitis）

病史 患者，女，30 岁。1 年前因厌油、食欲减退、疲乏诊断为肝炎，经治疗后痊愈。近 2 个月因工作劳累，又感疲乏，食欲减退。体格检查：肝在肋下 2cm，表面光滑，有触痛。血清丙氨酸氨基转移酶增高，HBsAg、HBcAg 阳性。

大体标本

• 肝体积增大，表面光滑。

组织切片（图 9−3、图 9−4）

• 肝细胞水样变。

• 点状或灶状坏死，轻度碎片状坏死。

• 汇管区和小叶内有少量炎性细胞浸润。

• 汇管区及其周围纤维组织增生，但小叶结构完整。

• 若为慢性乙型肝炎，则有时可见毛玻璃样肝细胞。

思考

• 与急性肝炎切片对比，二者在变性、坏死程度、坏死类型上有何不同？特别注意汇管区的改变。该切片诊断慢性肝炎的依据是什么？

4. 中度慢性肝炎（Moderate chronic hepatitis）

大体标本

• 肝体积增大，表面欠光滑。

组织切片（图 9−5、图 9−6、图 9−7）

• 肝细胞水样变较明显。

• 桥接坏死和中度碎片状坏死。

• 汇管区和小叶内炎性细胞浸润较明显。

• 汇管区纤维组织增生，并形成纤维隔向小叶内伸展，小叶结构保留或紊乱，但无肝硬化。

思考

• 中度慢性肝炎和轻度慢性肝炎的主要区别是什么？

5. 重度慢性肝炎（Severe chronic hepatitis）

病史 患者，男，22 岁，学生。3 年前因急性肝炎住院治疗，45 天后症状消失，肝功恢复正常而出院。一年后复学，因功课过重常反复发作闷油、纳差（食欲缺乏）、乏力，休息后症状缓解。1 周前上述症状再次加重入院。体格检查：面部和胸部有数个蜘蛛痣。双手掌发红。肝在肋下 1cm，质稍硬，脾在肋下刚触及。肝功：血清白蛋白 25.0g/L，球蛋白 31g/L，总胆红素 $25\mu mol/L$（比正常增高）。HBsAg 阳性。入院后经治疗病情好转出院。

大体标本

- 肝脏体积肿大，肝脏表面呈细颗粒状，质地较硬。

组织切片（图 9-8）

- 肝细胞水样变、坏死较重且广泛。
- 重度碎片状坏死和广泛桥接坏死。
- 肝小叶结构紊乱，甚至有假小叶形成。
- 小叶周边与小叶内肝细胞坏死区间形成纤维条索连接。
- 早期肝硬化或肯定肝硬化。

6. 急性重型肝炎（Acute fulminant hepatitis）

病史　患者，女，30 岁。因巩膜发黄、纳差、厌油、肝区痛 4 天入院。体格检查：皮肤、巩膜中度黄染。肝在肋下 0.5cm，表面平滑，有压痛。血清丙氨酸氨基转移酶、门冬氨酸氨基转移酶升高。住院后给予保肝治疗，入院 2 天后病情突然加重，黄疸加深，皮肤点状出血，腹胀，神志恍惚，呕血、便血。体格检查：皮肤、巩膜重度黄染，下肢皮肤大量瘀点、瘀斑，肝浊音界缩小，腹水征阳性。入院第 5 天出现昏迷死亡。

大体标本

- 肝脏体积显著缩小，重量减轻，质较软，被膜皱缩，切面呈黄色或红褐色。

组织切片（图 9-9）

- 肝细胞坏死严重而广泛。
- 肝窦扩张充血、出血，Kupffer 细胞增生肥大并出现吞噬现象。
- 残留的肝细胞未见再生现象。
- 小叶内及汇管区常有以淋巴细胞、巨噬细胞为主的炎性细胞浸润。

思考

- 请用肝脏的病变解释临床表现。

7. 亚急性重型肝炎（Subacute fulminant hepatitis）

病史　患者，男，35 岁。因急性黄疸型肝炎入院。15 天后病情加重，意识不清，呕血、便血，腹胀，皮肤点状、片状出血。体格检查：神志不清，皮肤、巩膜重度黄染，四肢皮肤有较多瘀点、瘀斑。肝浊音界缩小，腹水征阳性。经抢救治疗无效死亡。

大体标本

- 肝脏体积缩小，被膜皱缩，表面和切面呈黄绿色。
- 病程长者切面见到大小不等结节。

组织切片

- 肝细胞大片坏死。
- 肝细胞结节状再生。
- 小叶结构破坏。
- 小胆管增生并有胆栓形成。

思考

· 亚急性重型肝炎与急性重型肝炎有何不同？

8. 慢性重型肝炎（chronic fulminant hepatitis）

病史 患者，男，55 岁。因皮肤、巩膜黄染 10 天入院，入院后 5 天病情进行性加重，意识不清，呕血、便血，腹胀，皮肤点状、片状出血。体格检查：神志不清，皮肤、巩膜重度黄染，四肢皮肤有较多瘀点、瘀斑。肝浊音界缩小，腹水征阳性。经抢救治疗无效死亡。患者有乙型肝炎后肝硬化病史。

大体标本

· 体积缩小，重量减轻，黄绿色。

· 表面不光滑，结节状。

组织切片（图 9-10）

· 大块状或亚大块状坏死。

· 可见原有肝脏疾病（慢性肝炎或肝硬化）的病变。

思考

· 病毒性肝炎时肝细胞的坏死有哪些表现形式？

（二）酒精性肝病（Alcoholic liver disease）

病史 患者，男，47 岁。因肝区不适 6 个月就诊。患者精神、食欲可。否认肝病家族史，患者饮酒 25 年，150～200g/d。体格检查：血压 150/90mmHg，体重 78kg，身高 170cm，腰围 102cm，体重指数约为 27。实验室检查：肝功能轻度异常（ALT121U/L，TBIL21.9mmol/L，余基本正常），抗 HCV 阴性，HbsAg 阴性。腹部B 超提示脂肪肝。

组织切片（图 1-2-2、图 9-11）

· 肝细胞胞质内见大小不等、分布不均、周界清楚的圆形空泡。有的空泡较大，将细胞核挤至细胞一侧。

· 少数肝细胞胞质内可见嗜酸性小体（Mallory 小体）。

（三）肝硬化（Cirrhosis of liver）

1. 坏死后性肝硬化（Postnecrotic cirrhosis）

病史 患者，男性，58 岁。6 年前有肝炎史，以后反复发作，近半年感消瘦、疲乏、腹胀、食欲减退、大便稀、小便少。体格检查：皮肤、巩膜轻度黄染，面部和颈部见蜘蛛痣，肝掌，双乳房长大，腹水征阳性，腹壁浅静脉曲张。肝未扪及，脾在肋下 3cm。实验室检查：血清白蛋白 24g/L，球蛋白 28g/L。丙氨酸氨基转移酶升高。X 线食管造影：食管下段静脉曲张。入院第 15 天因上消化道大出血而死亡。

（1）肝脏改变

大体标本

· 肝脏体积显著缩小，重量减轻（早期体积无缩小，抑或增大）。

· 肝脏质地变硬。

68

- 表面呈颗粒状或结节状，结节大小不等。
- 切面结节大小不等，结节周边为灰白色的纤维结缔组织间隔，宽窄不一。

组织切片（图 9-12）

- 正常肝小叶结构破坏，假小叶形成及纤维组织增生。
- 假小叶内肝细胞排列紊乱，中央静脉可有可无或偏位，或有两条以上。
- 假小叶周边的纤维间隔宽窄不一。

（2）淤血性脾肿大

大体标本

- 脾脏体积显著增大，被膜增厚，质地较硬，切面呈暗红色。

组织切片

- 脾窦扩张，内有红细胞；脾窦内皮细胞增生肿胀。
- 脾索增宽、纤维化。

（3）食管静脉曲张

大体标本

- 食管下段黏膜面静脉扩张、淤血，弯曲似蚯蚓。

组织切片

- 食管黏膜下层静脉扩张、淤血，组织水肿。

2. 胆汁性肝硬化（Biliary cirrhosis）

大体标本

- 肝体积常增大，黄绿色，表面平滑或细颗粒状，切面结节常不明显。

组织切片

- 肝细胞内常有胆色素沉积，有羽毛状变性和坏死。
- 毛细胆管淤胆，胆栓形成。
- 汇管区胆管扩张，小胆管增生。
- 纤维组织增生，但小叶结构破坏较轻。

思考

- 假小叶是如何形成的？和正常肝小叶有何不同？对肝脏的功能有何影响？
- 不同原因引起的肝硬化在组织学上有何差异？临床表现有何差别？

（四）**肝细胞癌**（Hepatocellular carcinoma）

病史　患者，男，47 岁。肝区疼痛伴肝脏肿大 2 个月。体格检查：极度消瘦，心肺未见异常。肝在右肋下 4cm，质硬，表面不光滑。B 超检查显示肝右叶巨大肿块，直径 15cm。上腹部 CT 显示：肝右叶巨大球形占位，增强扫描，动脉期肿块强化，并见其内有异常血管影，门静脉期肿块强化差。血清 AFP 升高（340μg/L）。死于肝脏破裂出血。

大体标本（图 5-3-8、图 5-3-9、图 9-13）

- 肝脏体积显著增大。
- 肝内可见巨块型灰白色肿块，质中，边界欠清。

- 若标本有肝门，观察肝门处大血管有无病变，对标本作出诊断。

组织切片（图9-14）

- 肝小叶正常结构消失。
- 癌细胞排列成梁柱或片巢状，其间有扩张的血窦或毛细血管而非纤维组织。癌细胞中等大小，可见核大、多、怪的特点，并可见病理性核分裂象。
- 观察周围肝组织的改变。

（五）胆石症（Cholelithiasis）

病史　患者，女，40岁。右上腹闷胀不适半年，加重3天。体格检查：右上腹压痛，Murphy征（＋）。B超检查显示：胆囊内见多处强回声光团伴声影，强回声随体位改变而移动。

大体标本（图4-1-9）

- 胆囊壁增厚、变硬，浆膜粗糙。
- 胆囊腔变小，黏膜萎缩。
- 腔内见胆固醇性结石或色素石。胆固醇性结石以单个居多，偶为多个，圆形或椭圆形，表面一般光滑，呈灰白色或淡黄色，剖面呈车轮状。有时外观呈桑椹状。色素石可分为泥沙样色素石和砂粒状色素石两种。泥沙样色素石呈棕红色或棕褐色，泥沙状，质软而脆。砂粒状色素石为暗绿色或黑色，呈砂粒状或小球形，质地较硬，表面粗糙，常常数量较多。混合性结石常为多面形，少数呈球形，表面光滑或粗糙，切面呈同心圆状或放射状，黄色或深褐色。

组织切片（图4-3-1、图9-15）

- 黏膜上皮可正常、增生、化生或萎缩。
- 胆囊壁纤维性增厚，伴淋巴细胞、浆细胞或组织细胞浸润。
- 腺体穿入肌层形成罗-阿氏窦（Rokitansky-Aschoff sinuses）。

【思考】

1. 病毒性肝炎的基本病理特征有哪些？
2. 若患者发生呕血，应考虑哪些原因？如何鉴别？
3. 你学过的疾病中哪些可引起肝肿大？是如何发生的？
4. 简述门脉性肝硬化的病变和临床病理联系。
5. 腹部核磁共振显示肝脏多发性占位，你学过的疾病中哪些可引起这些改变？该如何诊断及鉴别诊断？

[病案讨论]

病案（一）

病史摘要 患者，男，22岁，学生。因反复闷油、纳差、乏力3年多，加重伴黄疸1周多，入院。约3年前因闷油、纳差、乏力、黄疸及肝功异常，住院治疗45天后症状消失，肝功恢复正常而出院休息。一年后复学，因过度劳累，上述症状复发并加重，经住院治疗2个月后好转出院，但丙氨酸氨基转移酶（AST）仍高于正常。3个多月前因功课重、劳累过度，上述症状再次加重入院。体格检查：皮肤、巩膜重度黄染，面部和胸前皮肤可见数个蜘蛛痣。心肺（一）。腹膨隆，肝肋下刚扣及，剑下1cm，质硬。脾肋下刚扣及。移动性浊音（＋）。肝功能：总胆红素545μmol/L（正常5～28μmol/L），白蛋白27.0g/L，球蛋白30.6g/L，丙氨酸氨基转移酶升高（189IU/L），碱性磷酸酶升高（153IU/L），谷氨酸转肽酶升高（472IU/L）。HBsAg阳性。入院后经各种治疗病情无好转，8天前昏迷，3天前呕吐咖啡色液体，抢救无效死亡。

尸检摘要 全身皮肤、巩膜及各器官深度黄染。腹水1800ml，胸水900ml，均为黄色清亮液体。肝重1000g，质硬，表面及切面呈灰绿色，满布均匀一致的绿豆大结节。镜下见正常肝小叶结构消失，代之结缔组织包绕的肝细胞团。其中肝细胞广泛气球样变及坏死，Kupffer细胞增生。汇管区及肝实质内有大量淋巴细胞、浆细胞浸润。胆管及结缔组织增生。肝细胞及胆管淤胆。脾重310g，质硬。胃肠腔内有咖啡色液体，黏膜水肿，点状出血。双肺镜下均见散在灶性肺泡内有浆液及嗜中性粒细胞浸润。脑重1550g，充血水肿明显。

1. 患者所患疾病及诊断依据是什么？
2. 简述疾病的发生发展过程。
3. 简述死亡原因。
4. 用主要器官的病变解释患者的临床表现。

病案（二）

病史摘要 患者，男，41岁，农民。因上腹部疼痛5个月，持续全腹胀痛3个月，加重20天入院。入院前5个月饭后发生心前区针刺样痛或隐痛，每次持续半小时，伴畏寒。此后食欲下降，全身无力，仍能坚持劳动。3个月前腹痛转至全腹，食欲更差，咳嗽，咳脓痰，头痛。20多天前自觉腹胀，不能进食，卧床不起。近两三天嗳气，呕吐咖啡色液体，每天十多次，每次4～5ml，病后明显消瘦，过去史无特殊。体格检查：全身情况差，慢性重病容，消瘦，左锁骨上淋巴结扣及，约黄豆大，中等硬，无压痛，活动。心肺（一）。腹部膨隆，蛙腹状。腹壁静脉可见，腹式呼吸减弱。右上腹肋缘下锁骨中线内侧扣及蚕豆大的皮下结节2个，活动，中等硬，轻压痛。腹软，轻压痛，肝脾均未扣及，肝上界在锁骨中线第五肋间，明显腹水征。余无异常。实验室检查：红细胞$1.89×10^{12}$/L，血红蛋白86g/L，白细胞$31.3×10^9$/L，中性粒细胞84%，单核细胞5%，嗜酸性粒细胞2%，嗜碱性粒细胞2%，淋巴细胞7%。尿常规检查发现脓细胞及白细胞少许，颗粒管型、蜡样管型及红细胞管型查见。腹水白细胞$0.66×10^6$/L，红细胞$5.1×10^6$/L，嗜中性粒细胞29%，淋巴细胞71%，蛋白34.1g/L，Rivalta试验（＋），细菌培养（－）。入院后给予抗感染和支持疗法、放腹水等，患者一直未能进食，不断呕吐咖啡色液体，日益衰竭死亡。

尸检摘要 死者全身营养差，左锁骨上淋巴结肿大，腹部膨隆。腹腔内有黄色混浊液3330ml，大网膜与胃、横结肠粘连成一硬条，表面有灰白结节，肠系膜和腹膜粗糙，有灰白色结节和纤维素，腹腔器官和腹壁间有纤维性粘连。胃小弯后壁有一10cm×7cm×2cm大的肿瘤，表面高低不平，有溃疡形成，并穿破至小网膜囊内。镜检肿瘤排列成单个或索状排列，瘤细胞大小不等，胞质少，核大深染，分裂象可见。间质多少不等。肿瘤侵及浆膜层。胃小弯、肠系膜、左锁骨上等处淋巴结、大网膜及腹膜均有上述肿瘤转移。肝表面及切面均有灰白色结节，镜下亦为上述肿瘤，周围肝细胞受压萎缩。双肺水肿，后份变实，镜下见支气管及周围肺泡内嗜中性粒细胞浸润。肾小管上皮水肿。肠腔内有蛔虫及鞭毛虫。

讨论

1. 患者所患疾病及诊断依据是什么？
2. 简述疾病发生发展过程及相互关系。
3. 简述患者死亡的原因。

（鲁昌立，刘键平）

第十章 淋巴造血系统疾病
（Diseases of hematopoietic and lymphoid system）

造血和淋巴系统标本观察方法

淋巴及造血器官包括中枢淋巴造血器官（骨髓、胸腺）以及脾、淋巴结、扁桃体、呼吸道、胃肠道淋巴组织等周围淋巴组织/器官。

骨髓：正常成人的长骨骨髓呈黄色（黄骨髓），儿童为红色（红骨髓）。观察时应注意骨髓的色泽、质地有无改变，骨皮质有无增厚及破坏。

脾和淋巴结：正常脾重 120~150g，体积（3~4cm）×9cm×（12~14cm）。观察时应注意：①脾的大小、重量，被膜是否光滑，有无粘连或增厚，切面的颜色及结构；②淋巴结的大小，被膜是否光滑，切面的颜色及结构。若有病变，则应观察病灶的数量、大小、分布、色泽及质地。

本章中组织切片观察均为恶性肿瘤，观察时应注意识别肿瘤细胞的形态特点以及肿瘤生长对器官组织正常结构的破坏。

一、目的要求

- 熟悉霍奇金淋巴瘤、非霍奇金淋巴瘤及髓系肿瘤的病理形态学特点。
- 了解常见淋巴造血组织肿瘤的临床表现。

二、观察内容

病变	大体标本	组织切片
霍奇金淋巴瘤	霍奇金淋巴瘤之脾脏	霍奇金淋巴瘤之淋巴结
非霍奇金淋巴瘤	非霍奇金淋巴瘤	非霍奇金淋巴瘤
髓系肿瘤	急性髓系白血病之长骨	

三、观察要点

（一）霍奇金淋巴瘤（Hodgkin lymphoma，HL）

病史　患者，女，23岁。发现颈部多个淋巴结肿大 5 个月，最大者直径 5cm，无疼痛及压痛，体温最高 38.5℃。

1. 霍奇金淋巴瘤之淋巴结

大体标本

- 淋巴结肿大，切面呈鱼肉状，可见黄白色小坏死灶。

组织切片（图 10－1）

- 淋巴结结构部分或全部破坏，被肿瘤细胞取代。
- 肿瘤细胞种类多样：有 R－S 细胞、"爆米花"细胞、陷窝细胞、多核瘤巨细胞及木乃伊细胞。
- 肿瘤细胞间可见数量不等的淋巴细胞、浆细胞、中性粒细胞、嗜酸性粒细胞和组织细胞等反应性背景细胞成分。

2. 霍奇金淋巴瘤之脾脏

大体标本

- 受累脾体积增大，切面有大小不等的灰白结节，弥散分布，似"水磨石"。

组织切片

- 注意观察脾结构有无破坏，病变由哪些细胞构成。

思考

- 霍奇金淋巴瘤患者有何临床表现？
- 诊断霍奇金淋巴瘤的可靠依据是什么？
- 霍奇金淋巴瘤可分为哪几种组织学类型？其分型依据是什么？何型预后最好？何型预后最差？
- 霍奇金淋巴瘤可分为几期？分期原则是什么？

（二）非霍奇金淋巴瘤（Non－hodgkin lymphoma，NHL）

病史 患者，女，65 岁。全身多处浅表淋巴结肿大 10 个月，脾脏肿大，无发热、消瘦等。

大体标本

- 淋巴结肿大，切面呈灰白或淡粉红色，鱼肉状，可见坏死灶。

组织切片（图 10－2）

- 淋巴结结构完全被破坏，被肿瘤组织取代。
- 肿瘤细胞成分较单一，形态较一致，呈结节状增生，浸润淋巴结被膜及结外组织。

思考

- 患者局部淋巴结肿大，可能患哪些疾病？如何才能确诊其所患疾病是非霍奇金淋巴瘤？

（三）髓系肿瘤（Myeloid neoplasms）

1. 急性髓系白血病

病史 女，55 岁。发热伴皮肤瘀斑 1 个月。体格检查：肝脾大。血常规：查见大量幼稚粒细胞。

（1）骨髓

大体标本

- 长骨骨髓呈灰红色或灰绿色，泥膏状。
- 骨皮质可变薄。

组织切片

- 骨髓造血细胞增生明显活跃，以幼稚粒细胞为主。

（2）脾

大体标本

- 体积增大，切面呈灰白色或灰红色。

组织切片

- 脾小体结构有破坏，红髓中有较多幼稚粒细胞浸润。

（3）肝

大体标本

- 肝脏体积增大。

组织切片

- 肝窦或汇管区见幼稚粒细胞浸润。

（4）淋巴结

大体标本

- 淋巴结肿大，切面均匀灰白。

组织切片（图 10−3）

- 淋巴结结构被破坏，见大量幼稚粒细胞浸润。

2. **慢性髓系白血病**

病史　男，40 岁。腹胀伴食欲不佳 2 个月。体格检查：巨脾。血常规：白细胞 $150 \times 10^9/L$。

大体标本

- 长骨髓呈灰红色或灰绿色，泥膏状。
- 骨皮质可变薄。

组织切片（图 10−4）

- 有核细胞增生明显活跃，取代脂肪组织，各分化阶段粒细胞均可见，以分叶核和杆状核粒细胞为主，巨核细胞数量明显增加。

【思考】

1. 霍奇金淋巴瘤与非霍奇金淋巴瘤在病理改变和临床特点上有哪些不同？

2. 髓系肿瘤有哪些主要临床表现？

3. 确诊髓系肿瘤的主要依据是检查周围血、骨髓涂片或骨髓活检，为什么？

4. 周围血中粒细胞显著增多（50000 个/μl 以上），并有原始粒细胞出现，能否诊断为急性髓系白血病？为什么？

5. 急性髓系白血病与慢性髓系白血病在病理和临床特点上有哪些差别？

[病案讨论]

病史摘要 患者，女，20 岁。主诉：乏力 1 个多月，双下肢麻木瘫痪 3 天。入院前 1 个月感身软乏力，食欲减退，服药后好转。入院前半个月感双腿疼痛，以休息睡觉时为甚，行走时较轻。在当地医院按风湿治疗无效。3 天前双下肢麻木僵硬，伴腰痛，行走困难。1 天前不能行走。既往史无特殊。体格检查：体温 37℃～39℃，脉搏 76 次/分钟，呼吸 20 次/分钟，血压 120/80mmHg。发育营养好。左胸第一、二肋间有一包块，硬，不活动，左胸上份叩诊呈浊音，呼吸音正常，无干、湿啰音。心（一）。腹软。左手握力下降，舌尖向左歪斜，腹壁反射消失。血常规：血红蛋白 98g/L，白细胞 11.0×10^9/L，原粒细胞 0.29，早幼粒细胞 0.04；骨髓：原粒细胞 0.65，早幼粒细胞 0.12；脑脊液：蛋白 6.4g/L，葡萄糖 2.03mmol/L，细胞 8×10^6/L。

入院后经抗感染及对症治疗无效死亡。

尸检摘要 左侧胸膜近第二肋处有一圆形肿瘤结节，切面呈绿色。第二、三、六肋骨处亦有直径 1～2cm 的绿色肿瘤。右胸膜脏壁层广泛粘连。两肺充血水肿。主动脉内膜有少量黄色脂质沉着。肝肿大，边缘钝，切面见右叶中心有一圆形绿色结节，直径 2cm。脾大，质软，切面呈灰红色。胃底有花斑状出血。膀胱黏膜出血。硬脑膜上亦有数个黄豆至蚕豆大的绿色结节。脑干及脊髓灶性软化，有黄豆大的浸润灶。股骨干的骨髓呈灰白色。显微镜检查：股骨干及胸骨骨髓内见大量幼稚髓系细胞增生。肝窦内、脾窦内见幼稚髓系细胞浸润，部分形成结节。胸膜、硬脑膜上的绿色结节以及腹膜后淋巴结、脑干、胸腰段脊髓的硬膜外、双肾等均为幼稚髓系细胞浸润。腰脊髓前角神经细胞变性坏死。双肺充血水肿，肺泡壁中亦见幼稚髓系细胞浸润。

讨论

1. 患者的诊断及诊断依据是什么？
2. 患者死亡的原因是什么？
3. 胸膜、硬脑膜的肿瘤结节为何呈绿色？

（赵莎，王威亚）

第十一章　泌尿系统疾病
（Diseases of urinary system）

泌尿系统标本观察方法

泌尿系统的器官包括肾脏、输尿管、膀胱和尿道。

肾脏：正常肾脏体积约为 11cm×6cm×3cm，重约 120g，呈豆状，表面光滑，暗红色（经固定后呈灰白色），切面皮质厚约 0.5cm，皮、髓质分界清楚，髓质区可分辨肾锥体结构。肾门处可观察肾盂、肾盏及输尿管，黏膜光滑菲薄、灰白色。观察时应注意：①肾脏形状、大小、体积与质地的变化，表面色泽；②被膜是否紧张；③表面是否光滑，有无结节、瘢痕形成及分布情况；④切面观察被膜有无增厚，皮质厚度及皮、髓质分界是否清楚；⑤实质内有无局灶性病变，如有则应注意病变大小、形状、颜色、质地及与周围组织的关系等；⑥肾盂、肾盏有无扩张；肾盂腔内有无异物；肾盂黏膜是否光滑，有无渗出物，有无增厚等。

正常成人每个肾小球有 48~100 个细胞（儿童为 80 个左右），分 5~8 个节段，毛细血管祥呈花瓣状。肾近曲小管位于肾小球附近，管腔较小，胞界不清，胞质嗜酸性。肾远曲小管上皮细胞较扁平，管腔较大。肾小囊外层被覆壁层上皮细胞，内层的脏层上皮细胞（足细胞）覆盖在毛细血管丛表面。肾间质主要为结缔组织、毛细血管和小静脉。观察时应注意：①肾被膜有无增厚；②病变是弥漫性还是局灶性分布，是球性还是节段性分布；肾小球毛细血管内皮细胞有无肿胀、增生；系膜细胞有无增生；有无炎性细胞浸润；基底膜有无增厚；球囊壁与小球有无粘连及硬化；③肾小管上皮细胞内外有无异常物质积聚，细胞是否坏死，管腔内有无异常物质充填；④肾间质内有无纤维化及炎性细胞浸润；⑤有无肿瘤等其他改变。

输尿管：为细长的肌性管道，腔如探针大。观察时应注意：①管腔有无扩大、狭窄，腔内有无异物；②黏膜是否光滑，有无渗出物；③管壁有无变薄、增厚；④管壁有无局灶性病变。

膀胱：系囊性器官。正常者黏膜有多少不等的皱襞。观察时应注意：①黏膜有无充血、出血、溃疡、新生物、渗出等；②壁有无变薄与增厚。

一、目的要求

• 掌握急性弥漫增生性肾小球肾炎和慢性硬化性肾小球肾炎的病变特征及临床病理联系。

• 掌握急性肾盂肾炎及慢性肾盂肾炎的病变特点、发展过程及临床病理联系。

- 了解肾结石及肾积水的临床病理特点。
- 了解肾脏及膀胱的常见肿瘤。

二、观察内容

病变	大体标本	组织切片
肾小球肾炎	急性弥漫增生性肾小球肾炎	急性弥漫增生性肾小球肾炎
	慢性硬化性肾小球肾炎	慢性硬化性肾小球肾炎
肾盂肾炎	急性肾盂肾炎	急性肾盂肾炎
	慢性肾盂肾炎	慢性肾盂肾炎
肾肿瘤	肾细胞癌	透明细胞肾细胞癌
肾积水	肾积水	
膀胱肿瘤	膀胱尿路上皮癌	

三、观察要点

（一）急性弥漫增生性肾小球肾炎（Acute diffuse proliferative glomerulo nephritis）

病史　患儿，男，10 岁。因眼睑水肿、尿少 3 天入院。10 天前曾发生上呼吸道感染，有咽喉疼痛史。体格检查：血压 140/90mmHg，眼睑水肿，咽红，双下肢水肿。实验室检查：红细胞（＋＋），尿蛋白（＋），红细胞管型 0～2/HP；24 小时尿量 400ml；尿素氮 11.2mmol/L、肌酐 192μmol/L，均高于正常。B 超检查示：双肾对称增大。

大体标本
- 肾脏轻到中度肿大，被膜紧张，表面光滑。
- 切面见皮质增厚，皮质与髓质分界较清楚。

组织切片（图 11-1）
- 病变呈弥散分布，几乎所有肾小球均受累。
- 肾小球体积轻度增大，细胞核数量显著增多（主要为内皮细胞和系膜细胞增生及中性粒细胞和单核细胞浸润），内皮细胞肿胀，毛细血管腔堵塞。
- 近曲小管上皮细胞变性，管腔内可见管型（包括蛋白管型、红细胞管型）。
- 肾间质充血、水肿。

思考
- 急性弥漫增生性肾小球肾炎的基本病变是什么？为何临床表现为急性肾炎综合征？

（二）慢性硬化性肾小球肾炎（Chronic sclerosing glomerulonephritis）

病史　患者，男，40 岁。因反复水肿、蛋白尿 2 年，恶心呕吐半年入院。夜间尿量明显多于白天。体格检查：血压 160/95mmHg。面色苍白，颜面部、双下肢水肿。血常规：血红蛋白 60g/L。尿常规：颗粒管型 1～2/HP，蛋白（＋），白细胞 0～1/HP。24 小时尿量 2500ml，比重 1.010，血肌酐 650μmol/L。B 超检查示：双肾对称性缩小。

大体标本

- 两侧肾脏对称性缩小，表面呈均匀弥漫细颗粒状，称为继发性颗粒性固缩肾。
- 肾被膜与肾粘连。
- 肾切面皮、髓质分界不清。
- 肾门附近脂肪组织增多。

组织切片（图 11－2）

- 超过 90％的肾小球不同程度硬化伴透明变，相应的肾小管萎缩，甚至纤维化或消失。
- 部分残存肾小球代偿性肥大，相应肾小管扩张，管腔内可见各种管型。
- 间质内纤维组织增生伴淋巴细胞、单核细胞及浆细胞浸润。
- 间质和血管有所改变。

思考

- 什么是原发性颗粒性固缩肾和继发性颗粒性固缩肾？
- 慢性硬化性肾小球肾炎出现的慢性肾炎综合征如何解释？

（三）急性肾盂肾炎（Acute pyelonephritis）

病史 患者，女，30 岁。因畏寒、发热伴尿频、尿急、尿痛 3 天入院。体格检查：体温 39℃，双肾区明显叩击痛，双侧上、中输尿管点及膀胱区压痛。尿液检查：白细胞（＋＋＋），脓细胞（＋＋），尿蛋白（＋＋），白细胞管型 0～3/HP；尿培养大肠埃希菌（大肠杆菌）生长；菌落计数：大于 10^5/ml。

大体标本

- 病变可累及单侧或双侧肾。
- 肾脏体积增大、充血，表面可有散在稍隆起的黄白色小脓肿，周围有紫红色充血带环绕。多个病灶可相互融合，形成大的脓肿。
- 切面肾皮质及髓质内可见大小不一的脓肿形成。
- 肾盂黏膜充血水肿，可有散在出血点，黏膜表面可有脓性渗出物。严重时肾盂内可有积脓。

组织切片（图 11－3）

- 肾组织见大量中性粒细胞浸润或脓肿形成。
- 上行性感染者，肾盂先受累（表面化脓），再扩展至肾小管及周围组织，严重者形成脓肿，小管腔内充满中性粒细胞、脓细胞。
- 血源性感染者先累及肾小球及其周围的间质，之后蔓延至肾小管和肾盂。

思考

- 该患者属于何种类型的感染？如何解释患者的临床表现？

（四）慢性肾盂肾炎（Chronic pyelonephritis）

病史 患者，女，38 岁。反复尿频、尿急、尿痛 18 年，夜尿增多 10 年，腰痛伴间歇性眼睑水肿 5 年，复发加重 5 天入院。体格检查：血压 155/95mmHg，双肾区叩痛。尿液检查：白细胞（＋＋＋），尿比重 1.012，尿蛋白（＋＋），血肌酐 510μmol/L，尿培养大肠杆菌生长。B 超检查示：双肾不对称性缩小。

大体标本

- 病变可累及单侧或双侧肾脏。
- 肾脏体积缩小，表面出现大而不规则的瘢痕。如病变累及双侧肾脏，两侧改变不对称。
- 切面病变不均匀，部分区域肾实质结构保存完好，部分区域显著萎缩纤维化，肾盏和肾盂因瘢痕收缩牵拉而变形，肾盂黏膜粗糙。
- 肾脏瘢痕数量多少不等，多见于肾的上下极。

组织切片（图 11－4）

- 肾组织内出现分布不规则的间质纤维化和淋巴细胞、单核细胞及浆细胞等炎性细胞浸润。
- 部分区域肾小管萎缩；有的肾小管扩张，管腔内有均质红染的胶样管型，形态与甲状腺滤泡相似，称为"甲状腺化"。
- 瘢痕内弓形动脉和小叶间动脉出现管壁增厚及透明变。
- 早期肾小球通常无明显改变，但球囊周围可发生纤维化。后期肾小球可发生纤维化和透明变。残存的肾单位可发生代偿性肥大改变。
- 慢性肾盂肾炎急性发作时，将出现大量中性粒细胞浸润，可有小脓肿形成。

思考

- 该患者有诊断意义的病变是什么？
- 肾盂肾炎与肾小球肾炎病理变化的主要区别是什么？

（五）透明细胞肾细胞癌（Clear cell renal cell carcinoma）

病史　患者，男，60 岁。因体重减轻半年、右侧腰痛、血尿 5 天入院。体格检查：体温 38.5℃，肾区可扪及一质硬不活动肿块，约 6cm×5cm×5cm。B 超检查：右肾上极见一肿块。行右肾切除术。

大体标本

- 肾实质内见一肿块，多位于上下两极（尤其是上极）。
- 实质性圆形肿物，通常边界较清楚。
- 切面见肿瘤组织呈淡黄色或灰白色，常有灶状出血、坏死、纤维化或钙化等改变，表现出红、黄、灰、白等多种颜色相交错的多彩状。
- 肿瘤边缘常有假包膜形成，有时肿瘤周围可见小的肿瘤结节。

思考

- 肿瘤组织与邻近肾组织关系如何？有无卫星结节？

组织切片（图 11－5）

- 肿瘤细胞呈圆形或多角形，胞质透明，核位于中央。
- 肿瘤细胞成片状、梁状或腺泡状排列。
- 间质多为毛细血管分隔，常伴有出血、坏死和钙化。

思考

• 该类型癌的形态特征及排列特点是什么？和鳞状细胞癌、腺癌有何区别？

（六）膀胱尿路上皮癌（Urothelial carcinoma of bladder）

病史　患者，男，65岁，印染厂工人。因无痛性血尿伴尿频、尿急、尿痛10天入院。体格检查：体温38℃，肾区无叩击痛。B超检查发现突入膀胱腔内的新生物。

大体标本

• 膀胱黏膜面有乳头状或菜花样肿块突向膀胱腔，可为单发或多发性，大小不等。
• 好发于膀胱侧壁和膀胱三角区近输尿管开口处。
• 分化较好者多呈乳头状，也可呈息肉状，有蒂与膀胱黏膜相连。
• 分化较差者常呈扁平状突起，基底宽，无蒂，并可向周围浸润。肿瘤切面呈灰白色，可有坏死等改变。
• 观察肿块的大小、形状、表面和切面特点，有无浸润深层组织。

思考

• 患者的临床表现如何？为什么？

组织切片（图11-6）

• 肿瘤来源于膀胱尿路上皮细胞，根据肿瘤细胞的分化程度（核浆比例、细胞异型性、核分裂等），又分为低级别和高级别。
• 根据其生长方式，分为乳头状非浸润性和浸润性。

思考

• 结合所学的肿瘤知识，观察肿瘤的细胞形态和组织结构，同鳞状细胞癌有何不同？

【思考】

1. 原发性高血压、肾动脉粥样硬化、慢性硬化性肾小球肾炎及慢性肾盂肾炎均可导致肾萎缩，为什么？它们是如何发生的？其大体形态有何异同？
2. 肾脓肿是如何发生的？如何区别肾脓肿与肾结核？
3. 在你学过的疾病中，哪些可以引起肾衰竭？发生机制是什么？

［病案讨论］

病史摘要　患者，女，46岁。因体弱、疲乏2年多，终日思睡伴恶心、呕吐、纳差1个月入院。2年多前开始出现乏力、身体虚弱，常有低热（体温38℃左右），且小便逐渐频繁。近2个月来皮肤瘙痒，1个月前出现终日思睡，感恶心，偶伴呕吐。既往无水肿、小便失常。体格检查：慢性病容，嗜睡，面色苍白，体温37.8℃，脉搏104次/分钟，呼吸25次/分钟，血压150/90mmHg。多处皮肤瘙痒抓痕，浅表淋巴结无异常，双肺散在湿鸣，胸骨柄两侧可闻及心包摩擦音。实验室检查：血红蛋白55g/L，尿素氮 67.1mmol/L，肌酐 265 μmol/L。血培养：无细菌生长。尿常规：蛋白（+），比重 1.008，查见白细胞、红细胞及管型。尿培养：大肠杆菌生长。X 线检查：肾影稍缩小。入院后予以支持及对症治疗，但体温不退。2 周后体温升高，且不规则，住院期间输血数次，病情无好转。入院后第 22 日神志不清，尿素氮达 214mmol/L，

尸检摘要 肾脏：左肾 65g，右肾 75g，双肾表面见大小不一的颗粒状改变，并见多个不规则分布的凹陷性瘢痕，切面见皮、髓质分界不清，肾盂黏膜粗糙。组织切片见多数肾小球纤维化伴透明变，相应肾小管消失，代之以大量纤维组织并有大量淋巴细胞及少许中性粒细胞浸润，部分肾小球呈代偿性肥大，相应肾小管高度扩张，管腔内有管型。

讨论

1. 该患者患有泌尿系统的什么疾病？
2. 请用病理改变解释患者出现的临床症状。

（徐缓，李琳）

第十二章　生殖系统和乳腺疾病
（Diseases of reproductive system and mammary gland）

第一节　女性生殖系统疾病

标本观察方法

子宫：肌性空腔器官，呈倒置的梨形，前面扁平，覆盖的浆膜较短；后面稍突出，覆盖的浆膜较长。子宫大小与年龄和生育状况有关，成年妇女未生育子宫上下径为7~8cm，左右最大径为4~5cm，前后最大径为2~3cm。子宫上部较宽，称为子宫体，其上端隆突部分称为子宫底。子宫底两侧为子宫角，与输卵管相通。子宫下部较窄而呈圆柱状，称子宫颈。宫体与宫颈之比在成年妇女为2：1，婴儿为1：2。子宫中央为一上宽下窄、呈扁三角形的子宫腔，容量约5ml。腔内面被覆子宫内膜，其厚度随月经周期而改变（增生早期厚约0.2cm，分泌期可达1.2cm）。正常子宫颈自内向外分别为黏膜、肌层、外膜，又以阴道附着部为界分为上、下两部分，即阴道上部与阴道部。前者黏膜上皮为单层柱状上皮，以分泌黏液为主，核位于基底；后者黏膜上皮为复层扁平上皮（即鳞状上皮）。柱状上皮可鳞状化生。

胎盘绒毛：以妊娠中期绒毛为例。绒毛中央为疏松间质轴心，含有毛细血管。间质轴心外覆双层滋养叶细胞，内层为细胞滋养层细胞，呈立方状，界清，核圆，染色质疏松，核仁清楚。外层为合体滋养层细胞，细胞质融合，内含多个核，大小较一致，核染色质深，核仁不明显。合体滋养层细胞由细胞滋养层细胞演变而来。滋养层细胞增生时可从绒毛上脱离。

卵巢：正常卵巢为一灰白色椭圆形组织，成年妇女卵巢大小约4cm×3cm×1cm，重5~6g。切面呈灰白色，质地致密稍硬，有时可见黄体或白体形成。观察时注意其大小、形状、表面、与输卵管的关系；卵巢切面的正常结构有无受挤压，有无囊肿/肿瘤形成及其大小、形状、颜色、质地，囊性还是实性。

一、目的要求

• 掌握子宫颈上皮内瘤变（上皮非典型增生）、原位癌和子宫颈癌的临床病理特征。

• 掌握子宫平滑肌瘤和子宫内膜癌的临床病理特征。

- 掌握葡萄胎、侵袭性葡萄胎、绒毛膜癌的临床病理特征的异同点。
- 掌握畸胎瘤的临床病理特征、未成熟畸胎瘤的诊断要点。
- 掌握卵巢浆液性囊腺瘤及黏液性囊腺瘤的大体特征及镜下形态。

二、观察内容

病变	大体标本	组织切片
子宫颈疾病	子宫颈癌	子宫颈原位癌
		子宫颈浸润胞癌
子宫体疾病	子宫平滑肌瘤	子宫平滑肌瘤
	子宫体癌	子宫内膜腺癌
滋养层细胞疾病	葡萄胎	葡萄胎
	侵袭性葡萄胎	侵袭性葡萄胎
	绒毛膜癌	绒毛膜癌
卵巢肿瘤	畸胎瘤	
	浆液性囊腺瘤	浆液性囊腺瘤
	黏液性囊腺瘤	黏液性囊腺瘤

三、观察要点

（一）子宫颈疾病

1. 子宫颈原位癌（Carcinoma *in situ* of cervix）

组织切片

- 宫颈上皮全层细胞发生非典型增生，但上皮和腺体基膜完整。
- 非典型增生的上皮延伸至子宫颈内腺体，异型性更明显（原位癌累及腺体）。

2. 子宫颈浸润癌（invasive carcinoma of cervix）

病史　患者，女，52 岁。绝经 7 年，半年前阴道开始出现不规则出血，白带多，恶臭，伴下腹部疼痛，人渐消瘦。妇科检查：子宫颈有一新生物，呈菜花状突起，表面粗糙不平有坏死，组织脆，接触易发生出血。

大体标本

- 早期浸润癌可表现为子宫颈糜烂、肥大。
- 肿瘤破坏子宫颈结构，并可见坏死、出血。
- 可分为四型：糜烂型、外生菜花型、内生浸润型、溃疡型。

组织切片（图 12－1－1）

- 80%～90% 为鳞状细胞癌。正常子宫颈结构破坏或消失，表面鳞状上皮可表现为不典型增生、原位癌，其下可见浸润性生长的癌巢。
- 高分化者可见癌珠形成，低分化者表现为短梭形细胞。
- 少数为腺癌，其他类型的子宫颈癌很少见。鳞癌最为常见，

思考

- 什么是 CIN？什么是原位癌累及腺体？它们是否一定会发展为浸润癌？

（二）子宫体疾病

1. 子宫平滑肌瘤（Leiomyoma of uterus）

病史　患者，女，42岁。月经紊乱伴白带增多、腰腹坠胀2年。月经周期延长，流血增多。妇科检查：子宫增大如2个月孕，表面可扪及多个结节状突起。

大体标本

- 子宫平滑肌瘤可位于子宫浆膜下、肌壁间、内膜下。
- 子宫可单发、多发，大小不一。
- 子宫平滑肌瘤多呈灰白结节，切面呈编织状、漩涡状，周围有假被膜。
- 肿瘤可发生各种继发改变，如黏液变、透明变等。

组织切片（图5-4-2、图5-4-3）

- 肿瘤由梭形细胞构成，呈束状纵横交错排列。
- 肿瘤细胞核呈长杆状，两端钝圆，与正常平滑肌相似。
- 肿瘤细胞核分裂少见。

思考

- 如何解释子宫平滑肌瘤患者的临床表现？
- 鉴别子宫平滑肌瘤与子宫平滑肌肉瘤的关键是什么？

2. 子宫体癌（Carcinoma of corpus uterus）或称子宫内膜癌（Carcinoma of endometrium）

病史　患者，女，56岁。绝经6年，间歇性阴道不规则出血半年，量较少。近1个月出现阴道排脓血性液，并有轻度腰骶部疼痛。妇科检查：子宫如3月孕大，质中，阴道内可见脓血性分泌物。

大体标本

- 弥漫型：子宫内膜弥漫性增厚，形成菜花状或息肉状新生物，表面常见坏死，切面见浸润肌层。
- 局限型：多累及子宫底或子宫角，常呈息肉状。

组织切片（图12-1-2）

- 正常子宫内膜结构破坏或消失，代之以肿瘤性增生腺体。
- 肿瘤性增生腺体呈恶性腺上皮性肿瘤的特征（组织异型性、细胞异型性、浸润性生长方式）
- 子宫内膜癌腺体间正常子宫内膜间质明显减少或消失。
- 子宫内膜癌的浸润表现在与内膜交界的平滑肌层被腺癌不规则侵蚀。

思考

- 如何解释子宫体癌患者的临床表现：阴道不规则出血、腰骶部疼痛？

（三）滋养层细胞疾病

1. 葡萄胎（Hydatidiform mole）

病史　患者，女，26岁，已婚。停经3个月，子宫迅速长大超过妊娠月份，阴道不规则流血 20 天。曾有早孕反应。妇科检查：子宫增大如 6 个月孕，无胎心。

大体标本

- 葡萄胎又分为完全性葡萄胎和部分性葡萄胎。
- 绒毛水肿呈半透明的水泡。其大小不一，直径 0.5～3.0cm，其间由纤细结缔组织相连。

组织切片

- 绒毛间质水肿致绒毛明显肿大。
- 间质毛细血管稀少或消失。
- 滋养层细胞有不同程度的增生，包括合体滋养层细胞和细胞滋养层细胞。

2. **侵袭性葡萄胎**（Invasive mole）

病史 患者，女，28 岁。葡萄胎刮宫术后阴道不规则流血 50 天。

大体标本

- 多少不一的水泡或仅见坏死、出血（与分化程度有关），侵蚀子宫肌壁。

组织切片

- 滋养层细胞增生和异型性程度均较明显，可伴有坏死、出血。
- 病变绒毛浸润子宫肌壁。

3. **绒毛膜癌**（Choriocarcinoma）

病史 患者，女，26 岁。葡萄胎刮宫术后 7 个月。近一个多月有不规则的阴道流血，随后有咳嗽。X 线胸片发现双肺有散在絮团状阴影。小便妊娠试验强阳性。

大体标本

- 子宫体积可不规则增大。
- 切面可见肿瘤呈暗红色，出血、坏死明显的肿块充塞宫腔，或呈结节状浸润子宫肌层。

组织切片

- 受累器官结构破坏，肿瘤细胞成片或散在浸润生长，并见大量出血、坏死。
- 由细胞滋养层和合体滋养层细胞转变而来的肿瘤细胞混杂排列。细胞滋养层来源者胞界较清，胞质染色较浅淡，核仁明显。合体滋养层来源者胞质丰富，核染色质均一深染，核仁不明显。肿瘤无血管和间质，不形成绒毛结构。

思考

- 滋养层细胞主要有什么功能？如何检测？
- 诊断葡萄胎哪种组织学特征最为重要？
- 绒毛膜癌与一般癌肿有何区别？转移方式如何？
- 绒毛膜癌是否仅发生于已婚女性？

（四）卵巢肿瘤

1. **卵巢上皮性肿瘤**

病史 患者，女，45 岁。右下腹肿胀不适 1 年多。妇科检查：右附件区扪及 13cm×10cm×8cm 包块。超声检查提示包块为囊性。

大体标本

- 良性肿瘤多为圆形或卵圆形囊肿，表面光滑，被膜完整。浆液性者常为单房，囊内为稀薄、清亮的浆液，囊壁可伴乳头状突起；黏液性者常为多房，囊内含黏稠液体，囊内壁多光滑。
- 恶性浆液性肿瘤常为多囊性，囊壁可见乳头状、菜花状突起形成，囊内多含混浊液体。恶性黏液性肿瘤常为囊实性，实性区色灰白或为质地松脆的乳头状物，常伴有坏死、出血，囊内含血性混浊液体。
- 良性及交界性囊腺瘤可以有盆腔或腹膜的种植。

组织切片（图 12-1-3、图 12-1-4）

- 浆液性者囊壁上皮为单层立方状或柱状上皮，胞质红染，有时可见圆形钙化小体（砂粒体）。
- 黏液性者为高柱状上皮，胞质内含黏液。

2. **畸胎瘤（Teratoma）**

病史　患者，女，30 岁。妇科体检发现右附件区 5cm×4cm×4cm 大包块。超声检查提示右附件囊性肿物形成。盆腔 CT 扫描显示：右侧附件区域有一囊性肿块，其密度不均，可见弧形钙化影及脂肪密度影。

大体标本

- 成熟性畸胎瘤多为囊性，表面光滑，囊内含皮脂、毛发、牙齿等，并可见头节形成。
- 不成熟性畸胎瘤多为实性，夹杂大小不等的囊性区。实性区色灰白或灰黄，质软脆，常有出血、坏死。

组织切片

- 成熟性畸胎瘤可见源于三个胚层的成熟组织，最常见的是皮肤、脂肪、神经胶质、甲状腺、呼吸道上皮。
- 不成熟性畸胎瘤的诊断依赖于不成熟组织的出现及其含量，其中最重要的是原始神经管的出现。

第二节　男性生殖系统疾病

标 本 观 察 方 法

前列腺：呈前后稍扁的栗子形。上端宽大，称为前列腺底，邻接膀胱颈；下端尖细，位于尿生殖膈上，称为前列腺尖。底与尖之间的部分称为前列腺体。体的后面较平坦，在正中线上有一纵行浅沟，称为前列腺沟。一般分为 5 个叶：前叶、中叶、后叶和两侧叶。中叶呈楔形，位于尿道与射精管之间。组织学上，前列腺实质由 30～50 个复管泡状腺组成，共有 15～30 条导管开口于尿道精阜的两侧。分泌前列腺液和前列腺素。

睾丸：正常睾丸为灰白卵圆形组织。外覆浆膜（鞘膜脏层），其内为致密白膜。睾丸实质为小叶的曲细精管，呈海绵状。

一、目的要求

- 掌握前列腺增生症和前列腺癌的镜下形态学差别、临床表现及血清学特征。
- 掌握睾丸常见肿瘤的类型和病理形态特征。
- 掌握阴茎鳞状细胞癌的大体特征及临床病理联系。

二、观察内容

病变	大体标本	组织切片
前列腺疾病	良性前列腺增生	良性前列腺增生 前列腺癌
阴茎肿瘤	阴茎癌	
睾丸肿瘤	睾丸精原细胞瘤	

三、观察要点

（一）前列腺疾病

1. 良性前列腺增生（Benign prostatic hyperplasia）又称结节性前列腺增生（Nodular hyperplasia）

病史 患者，男，62岁。自诉尿流变细、滴尿、尿频和夜尿增多1年多。

大体标本

- 前列腺体积和重量增加，被膜紧张，质韧呈结节状，挤压后可有乳白色液体溢出。

组织切片（图 12-2-1）

- 前列腺腺体、平滑肌和纤维组织不同程度增生。
- 增生的腺体和腺泡相互聚集或在增生的间质中散在随机排列。
- 腺体由两层细胞构成，内层分泌细胞呈柱状，外层基底细胞呈立方或扁平状，周围有完整的基膜包绕。上皮细胞向腔内出芽呈乳头状或形成皱褶。腔内常可见淀粉样小体。

2. 前列腺癌（Prostatic cancer）

病史 患者，男，69岁。自诉近一年来出现进行性排尿困难。直肠指检发现患者前列腺体积增大、质硬，并有结节感。磁共振成像（MRI）显示，前列腺外周带查见不规则低信号肿块影，盆腔淋巴结肿大。实验室检查：前列腺特异抗原（PSA）43.56ng/ml，且进行性升高。

大体标本

- 前列腺癌多见于前列腺外周带，与正常前列腺分界不清，肉眼不易辨别。
- 前列腺癌早期为单个或多个质硬结节，色略黄，晚期则蔓延至整个前列腺。前列腺体积增大，质地变硬。

组织切片（图 12-2-2）

- 为分化良好的腺泡结构或筛状结构，也可呈实体片状结构。
- 腺体由单层细胞构成，外层基底细胞缺如。
- 细胞异型性不明显，细胞核体积增大，核仁明显。

（二）睾丸肿瘤和阴茎肿瘤

1. 睾丸精原细胞瘤（Seminoma of the testis）

病史　患者，男，34 岁。发现阴囊肿物 2 个月。

大体标本

- 睾丸体积弥漫性肿大，外层白膜光滑完整。
- 切面见肿瘤界限清楚，但无被膜。
- 正常睾丸海绵状结构被灰白色实性肿瘤组织破坏、取代，可伴有出血、坏死。

组织切片

- 肿瘤细胞的形态与原始生殖细胞相似，细胞大而圆，细胞膜清楚，胞浆透亮，核大圆形，居中，核仁明显。
- 肿瘤细胞间常可见淋巴细胞散在分布。

2. 阴茎癌（Carcinoma of penis）

病史　患者，男，42 岁。自幼包皮过长，未处理。发现阴茎龟头肿块 3 个月余，渐长大，伴表面溃烂。

大体标本（图 5-1-5）

- 阴茎头、包皮内侧面或冠状沟的肿物。
- 可表现为糜烂型、外生菜花型或溃疡型。
- 可伴有坏死或出血。

组织切片

- 高分化鳞状细胞癌。

第三节　乳腺疾病

标 本 观 察 方 法

乳腺：大体观察内容包括皮肤、乳头及乳晕、乳腺实质、脂肪组织。镜下：乳腺组织由许多终末导管小叶单元组成。每个小叶单元包括导管及腺泡结构，其内为单层立方腺泡上皮，其外为肌上皮（细胞浆透亮，核小，不规则或多角形），具有收缩功能。

一、目的要求

- 掌握乳腺常见疾病的类型。
- 掌握乳腺癌的临床病理特点。

二、观察内容

病变	大体标本	组织切片
乳腺疾病		乳腺纤维囊性变
	乳腺癌	浸润性乳腺癌

三、观察要点

（一）乳腺纤维囊性变 （Fibrocystic changes of breast）

病史　患者，女，43 岁。反复乳腺胀痛不适 1 年余，以月经期较为明显。乳腺 B 超检查为 BI-RADS 2 级。

组织切片

- 乳腺小叶结构基本保存。
- 乳腺小叶腺泡、末梢导管、结缔组织均发生不同程度的增生。
- 乳腺小叶导管呈囊性扩张，导管及腺泡周围间质纤维组织增生，其间有淋巴细胞浸润。
- 导管上皮常伴轻度增生或不伴增生，并有明显的扩张，形成大小不等的囊腔。
- 腺泡上皮增生，层次增加。

（二）乳腺癌 （Carcinoma of breast）

病史　患者，女，45 岁。一年前右乳外上方发现一包块，不痛不痒，逐渐长大。近半年来生长迅速，局部皮肤出现皱纹，部分呈橘皮样改变，乳头内陷，时有血性分泌物溢出。最近出现右侧腋下淋巴结肿大。乳腺 X 线摄片显示右乳外上方有一不规则肿块，肿块内有成簇细沙粒样钙化，右侧腋前淋巴结肿大。

大体标本

- 部分晚期病例可见乳头内陷，皮肤可呈橘皮样外观，或皮肤溃破、糜烂。
- 切面见乳腺实质内灰白色肿块，边缘欠规则，呈放射状浸润于周围组织。
- 肿物质地中等，部分可呈灰白细颗粒状坏死灶。

组织切片（图 12－3－1）

- 非浸润性癌可分为导管原位癌和小叶原位癌，癌细胞局限于导管和腺泡内，基膜完整。
- 浸润性癌细胞突破乳腺导管或腺泡的基膜，呈实体团巢或条索状，亦可形成腺样结构，在间质中呈浸润性生长。

- 癌细胞形态较一致，核浆比倒置，不同程度核异型性，核分裂多少不一。
- 间质纤维组织多少不等，癌实质和间质比例各异。
- 周围可见导管原位癌成分。部分导管原位癌中心可见坏死。

思考

- 妇女乳腺发现肿块时，应考虑可能为哪些疾病，各有何特点？
- 乳腺癌好发于何处，其早期临床特点是什么？常见的组织学类型有哪些？
- 观察乳腺癌组织结构及细胞形态，与鳞癌和胃肠道腺癌有何不同？

【思考】

1. 患者，女，30岁。婚后两年未孕，不规则阴道出血1年多，伴有间歇低热及消瘦。妇科检查：子宫颈有一菜花状赘生物，质脆，粗糙不平。患者可能患有何种疾病？如何进一步证实？如何解释上述临床表现？

2. 试述哪些疾病可出现阴道不规则流血？

3. 妇女下腹部发现包块时可能为哪些疾病？各有何特点？

4. 中年女性患者以腋下淋巴结肿大就诊，应考虑哪些疾病？如何确诊？

［病案讨论］

病案（一）

病史摘要　患者，女，43岁，孕6，产4^{+2}。因阴道不规则流血及臭水9个月入院。入院前9个月生产，其后一直阴道不规则流血，白带多而臭，伴下腹部及解大便时疼痛，人渐消瘦。体格检查：全身明显消瘦。宫颈凹凸不平、变硬，表面坏死，阴道穹窿消失，双附件（一），入院用镭治疗，但病情进行性恶化，于入院后4个多月死亡。

尸检摘要　恶病质。子宫颈全为坏死腐烂的瘤组织代替，向下侵及阴道穹窿，向上侵及整个子宫，向前侵及膀胱后壁，致双输尿管受压，右侧更甚，向后侵及直肠，向两侧侵及阔韧带，并与子宫穿通。子宫、直肠、膀胱、输尿管紧密粘连成团并固定于盆腔壁，左髂及主动脉淋巴结肿大，发硬呈灰白色。肝及双肺表面和切面均见大小不等、周界清楚的灰白色球形结节。左肾盂扩大，为5.0cm×2.8cm，皮、髓质厚1.6cm，有轻度充血，右肾盂显著膨大成囊，切开有液体流出，肾皮、髓质厚1.2cm，输尿管变粗，横径1.2cm，积液。左耳下区有5.0cm×3.5cm大小的病灶，切开有黏稠的脓液及坏死组织，未见清楚的脓肿壁，此病灶与表面皮肤穿通，形成窦道。左扁桃体稍大，左咽侧壁与左耳下病灶穿通。右足及小腿凹陷性水肿。取子宫颈、肝脏、肺病灶。镜检见肿瘤组织呈条索状或小团块状排列，肿瘤细胞大小不等，核大、深染、易见病理性核分裂，局灶区域肿瘤细胞向鳞状上皮分化，未见角化珠，间质内有淋巴细胞浸润。

讨论

1. 列举解剖学诊断。

2. 疾病的发生发展过程及其相互关系是什么？

3. 解释患者出现的症状和体征。

病案（二）

病史摘要 患者，女，24 岁，孕 3 产 1^{+2}。因流产 1 年多，阴道不规则流血，痰中带血 3 个月，头痛 1 个月，呕吐 3 天入院。1 年前，患者因停经 5 个月后自然流产，流出物似"烂肉一堆"，未见胎儿成分，当时未清宫，之后月经正常。3 个月前开始阴道不规则流血，时多时少，1 个月前阴道掉出鹅蛋大的腥臭"肉块"，同时有咳嗽，痰中带血，头昏头痛。近 3 天来头昏头痛加重，并出现剧烈呕吐。3 天前突然头痛、呕吐、昏迷，四肢轻度抽搐。体格检查：神志不清，脉搏 90 次/分钟，呼吸 16 次/分钟，血压 17.1/12kPa，心肺（-），肝脾未扪清，子宫底在耻骨联合上 4 指，外阴水肿，阴道前后壁有 4 个紫红色结节，小者直径为 0.5cm，最大者直径 5cm，掉出阴道之外。子宫 2 个月孕大，前位，活动，双附件（-）。于入院后 1 小时死亡。实验室检查：入院前 20 天，胸部 X 线片见双肺有结节状影。查血：血红蛋白 38g/L，白细胞 15.3×10^9/L，嗜中性粒细胞 0.86，淋巴细胞 0.13，大单核细胞 0.01。尿妊娠试验（+）。

尸检摘要 子宫肿大如拳头，表面有黄豆大结节数个，子宫底右侧有 5cm×5cm×6cm 大包块，表面有坏死、溃烂，切面呈紫红色，边界不清，已侵及肌层和浆膜，阴道前壁有 4 个大小不等的紫红色结节（同前），子宫旁有数个蚕豆大小的结节，双附件（-）。双肺内可扪及多个黄豆大小的硬结节，切面为深紫红色，中心有坏死。双侧胸膜脏壁层有局灶性纤维性粘连。脑重 1230 克，左顶颞部硬膜下有血块约 10cm×6cm×0.6cm，左侧脑室后角有核桃大小的紫红色结节，右额极也有 3.0cm×2.5cm 的紫红色结节。有明显小脑扁桃体疝形成。另胃、十二指肠及空肠内有多条蛔虫。镜检：取子宫、阴道结节、肺及脑组织病灶行病理切片检查发现，在明显出血或坏死的病灶中有明显异型性的两种肿瘤细胞。一种肿瘤细胞呈多角形，胞质丰富、淡染，细胞界限清楚，核圆形，核膜清楚，核染色质较深染，病理性核分裂易见；另一种肿瘤细胞体积较大，胞质较红染，呈合体性，形状不规则，核深染，多核。此两种肿瘤细胞互相混合在一起，呈条索状或片块状排列，没有间质和血管，亦未见绒毛结构。

讨论

1. 该患者主要患什么疾病？诊断依据是什么？
2. 患者的死因是什么？
3. 请用尸检所见解释患者的临床症状和体征。

（张璋，陈铌，徐苗）

第十三章　内分泌系统疾病
（Diseases of endocrine system）

内分泌系统标本观察方法

甲状腺：人体最大的内分泌腺，位于喉下部、气管上部的前侧。正常的甲状腺有左、右两叶及中央峡部，呈"H"形，两侧叶与环状软骨之间常有韧带样的结缔组织相连，故可随吞咽而上下移动。正常成年人甲状腺的重量为 15～30g，两个侧叶的宽度均为 2cm 左右，高度 4～5cm，峡部宽度为 2cm，高度为 2cm。甲状腺腺体表面光滑，外覆纤维性被膜，切面呈浅褐色、半透明状。大体观察：首先应注意甲状腺的大小、形态、质地及色泽变化，注意其表面是否光滑，有无结节形成，被膜是否完整、有无增厚，与周围组织有否粘连。其次应观察切面是否有弥漫性或局限性的增生及结节形成，尤其注意增生结节的大小、数量、颜色，有无被膜，边界是否清楚，对周围组织有无挤压或浸润，结节内外是否伴有出血、坏死、囊性变、纤维化及钙化等改变。甲状腺的基本组织结构为甲状腺滤泡，其功能是分泌和贮存甲状腺激素及前体物质，由单层立方上皮围成，滤泡腔内充满均一的嗜酸性胶质。滤泡间有少量的疏松结缔组织和丰富的毛细血管。甲状腺内还有一种散在分布于滤泡壁或滤泡间质中的滤泡旁细胞（C细胞），可分泌降钙素，在 HE 切片中不易观察到。镜下观察时应注意滤泡大小的变化、滤泡内胶质的多少和滤泡上皮细胞的形态，其次应观察间质内有无纤维组织增生、炎性细胞浸润、出血、钙化及其程度，同时需观察有无肿瘤性病变。

肾上腺：左右各一，分别位于左、右肾的上方。左肾上腺近似半月形，右肾上腺近似三角形。双侧肾上腺共重 5～8g。肾上腺外覆纤维性被膜，呈黄褐色。切面外层为黄色皮质，正常成人肾上腺皮质厚 0.7～1.3mm；中心为灰白色或灰褐色的髓质，正常成人髓质厚度很少超过 2mm。大体观察原则与甲状腺相同。镜下可见肾上腺皮质由外向内由球状带、束状带和网状带构成，中央由髓质细胞构成髓质区。观察时应注意皮质和髓质的厚度有无变化，皮质三个带的分布和比例有无变化。还应注意有无结节、肿瘤等病变。

一、目的要求

- 熟悉弥漫性非毒性甲状腺肿与弥漫性毒性甲状腺肿的病变特点。
- 了解各型甲状腺炎的病变特点。
- 了解常见甲状腺肿瘤及肾上腺皮质腺瘤的特点。

二、观察内容

病变	大体标本	组织切片
甲状腺疾病	弥漫性非毒性甲状腺肿	弥漫性非毒性甲状腺肿
	弥漫性毒性甲状腺肿	弥漫性毒性甲状腺肿
	桥本甲状腺炎	桥本甲状腺炎
	甲状腺腺瘤	甲状腺腺瘤
	甲状腺乳头状癌	甲状腺乳头状癌
肾上腺肿瘤	肾上腺皮质腺瘤	肾上腺皮质腺瘤
	嗜铬细胞瘤	嗜铬细胞瘤

三、观察要点

（一）甲状腺疾病

1. 弥漫性非毒性甲状腺肿（Diffuse nontoxic goiter）

病史 患者，女，53岁。因体检彩超发现甲状腺结节2个月入院。查体：甲状腺右叶可触及一直径约8cm的包块，质中，形态较规则，表面较光滑，无触压痛，可随吞咽上下活动。包块无搏动，未闻及杂音。甲状腺彩超：甲状腺左叶查见数个弱回声结节，较大者位于中份，大小约4mm×3mm×2mm，形态规则，边界较清。双侧颈部未见长大淋巴结。甲状腺功能检查未见异常。术中见：甲状腺左叶布满多个直径0.2～0.5cm的肿块，边界清楚，囊实性。双侧颈部淋巴结无肿大。

大体标本

• 增生期和胶质贮积期：甲状腺弥漫肿大，此两期甲状腺左右两叶仍大致对称，表面光滑。胶质贮积期切面多为淡褐色，因胶质大量贮积，呈半透明状。

• 结节期：甲状腺肿大，多不对称，表面及切面可见多个大小不一的结节，结节多无完整被膜。切面常可见出血、坏死及囊性变。

组织切片（图13－1）

• 注意观察滤泡大小、胶质多少，滤泡上皮细胞的形态特点及间质的改变。

• 增生期：主要为滤泡上皮的增生和肥大。表现为上皮细胞数量增多，形成小滤泡及滤泡腔内乳头状突起（假乳头）；滤泡上皮细胞呈立方、低柱状或高柱状。多数滤泡腔内胶质少。

• 胶质贮积期：大部分滤泡呈复旧改变，滤泡较正常大，胶质多，上皮细胞扁平。部分区仍可见增生期所见的病理学改变：缺少胶质的小滤泡、滤泡上皮细胞立方至高柱状并伴有假乳头形成。

• 结节期：除可见胶质贮积期滤泡复旧与增生并存的病理改变外，还可见间质内纤维组织增生，包绕多少不等的滤泡形成结节状病灶，结节内外滤泡形态大多相似。另可见出血、坏死、囊性变、钙化等继发性改变。

思考

• 弥漫性非毒性甲状腺肿与甲状腺腺瘤如何鉴别?

- 试分析弥漫性非毒性甲状腺肿患者可能的发病机制。

2. 弥漫性毒性甲状腺肿（Diffuse toxic goiter）

病史 患者，女，27 岁。一年前出现性情急躁、易怒、多汗、心悸、食欲旺盛及体重下降。体格检查：双眼眼球突出，双手震颤。甲状腺轻度肿大。心率 105 次/分钟。基础代谢率显著增高。

大体标本
- 甲状腺呈对称性弥漫性肿大，表面光滑、无结节，质较软。
- 切面胶质少，暗红色，状似牛肉。

组织切片
- 滤泡上皮增生和肥大，滤泡上皮呈高柱状，可见小滤泡形成及滤泡腔内乳头状结构。
- 滤泡上皮功能活跃，滤泡腔内胶质稀薄，滤泡周边近上皮处有大小不等的吸收空泡形成。
- 自身免疫反应相关改变：间质血管丰富、充血，有浆细胞和淋巴细胞浸润，甚至形成淋巴滤泡。

思考
- 什么叫吸收空泡，其有何意义？
- 请用病理改变解释弥漫性毒性甲状腺肿的主要发病机制与临床表现。
- 弥漫性毒性甲状腺肿与弥漫性非毒性甲状腺肿的病变和临床表现有何不同？试比较二者的发病机制。

3. 桥本甲状腺炎（Hashimoto thyroiditis）

病史 患者，女，45 岁。因发现甲状腺密度不均 2 个月余入院。患者患病期间体重无明显变化，近一年来睡眠较差。查体：甲状腺双侧叶未扪及明显肿块，颈部淋巴结未扪及长大。辅助检查：抗甲状腺球蛋白抗体（TgAb）378.3μ/ml。

大体标本
- 甲状腺被膜增厚，与周围组织无粘连。
- 甲状腺对称性肿大，略呈结节状，质韧。
- 切面灰白、灰红，略呈结节状。

组织切片（图 13-2）
- 甲状腺实质破坏，滤泡萎缩、消失。
- 大量淋巴细胞浸润，淋巴滤泡形成，纤维组织增生。
- 残存滤泡上皮嗜酸性变。

思考
- 桥本甲状腺炎与弥漫性毒性甲状腺肿如何鉴别？

4. 甲状腺腺瘤（Thyroid adenoma）

病史 患者，女，60 岁。因发现右颈部包块伴疼痛 1 个月余入院。甲状腺彩超：甲状腺右侧叶见大小约 38mm×15mm×24mm 的弱回声团块，形态较规则，边界较清；双侧颈部未见长大淋巴结。查体：甲状腺右叶可触及一直径约 2.5cm 的包块，质中，形态较规则，表面较光滑，无触压痛，可随吞咽上下活动。包块无搏动，未闻及杂音。甲状腺穿刺结果：甲状腺右叶可疑滤泡性肿瘤。术中见甲状腺右叶中下份肿块直径约3.5cm，实性，形态规则，边界清楚，被膜完整。

大体标本

- 肿瘤呈结节状，边界清楚，有完整被膜，常压迫周围组织。
- 肿瘤与被膜外组织在颜色、质地等方面可有轻微、较明显或显著的不同。
- 肿瘤内可有出血、囊性变、纤维化和钙化等改变。

组织切片

- 胚胎型腺瘤：肿瘤细胞小，排列成片状或条索状，可有少量不完整滤泡样结构。
- 胎儿型腺瘤：由小而一致的滤泡构成，与胎儿甲状腺相似。上皮细胞为立方形。
- 单纯型腺瘤：肿瘤组织由大小一致、内含胶质的滤泡构成，与正常甲状腺结构相似。
- 胶样型腺瘤：肿瘤由大而充满胶质的滤泡构成。

思考

- 甲状腺腺瘤与结节性甲状腺肿鉴别诊断的依据是什么？
- 甲状腺腺瘤会伴发甲状腺功能亢进吗？若伴有，能诊断为弥漫性毒性甲状腺肿伴发腺瘤吗？如何鉴别？

5. 甲状腺乳头状癌（Papillary thyroid carcinoma）

病史 患者，男，55岁。因发现右颈包块6个月余入院。查体：甲状腺肿大，甲状腺右叶可触及一包块，质中，无触压痛，可随吞咽上下活动。甲状腺超声检查：甲状腺右叶见一直径约1.5cm的弱回声结节，边界欠清楚，形态不规则。术中：甲状腺右叶下份见一大小约1.5cm×1.5cm×1.0cm的结节，边界不清，被膜不完整；气管、喉前及右侧中央区部分淋巴结肿大，最大者直径约1.0cm。

大体标本

- 甲状腺切面见一圆形、灰白色结节，质硬，与周围组织分界欠清晰。可有囊腔形成，囊内可见乳头状结构。

组织切片（图13-3）

- 肿瘤细胞为立方状或柱状，细胞核呈毛玻璃样，可见核内假包涵体和核沟。
- 肿瘤细胞拥挤，排列成乳头状结构，乳头有纤维、血管轴心，并可形成较多分枝。
- 部分肿瘤内亦可见滤泡结构，甚至以滤泡结构为主。
- 间质可见砂粒体。

（二）肾上腺肿瘤

1. 肾上腺皮质腺瘤（Adrenocortical adenoma）

病史 患者，女，57岁。因发现血压升高6年，体检发现肾上腺包块1周入院。6年前患者体检发现血压升高，最高170～180/90mmHg，自行服用硝苯地平，血压控制不佳。CT见右肾上腺区软组织密度结节影，最大直径3.1cm。血清学检查：醛固酮

（立位）48.43ng/ml，肾上腺素 24ng/ml，去甲肾上腺素 294 ng/ml。

大体标本

- 肿瘤大小不等，多呈结节状，常有完整被膜。
- 切面呈金黄色或棕黄色，有时可见出血、坏死。

组织切片（图 13-4）

- 肿瘤由与正常皮质细胞相似的富含脂质的透明细胞构成，部分可为嗜酸性。
- 肿瘤细胞排列成团，由富含毛细血管的少量间质分隔。
- 压迫周围组织。

2. **嗜铬细胞瘤**（Pheochromocytoma）

病史　患者，男，76 岁。因发现血压升高 4 个月，加重 3 天，发现右肾上腺占位 2 天入院。入院前 4 个月无明显诱因出现血压升高，血压时高时低，未予重视。3 天前测血压显示 230/135mmHg，伴头痛不适。增强 CT 示右肾上腺占位。入院查体：血压为 148/94mmHg。

大体标本

- 肿瘤大小不一，可有完整被膜。
- 切面灰红色或暗红色，常有出血、坏死、囊性变。

组织切片（图 13-5）

- 肿瘤细胞呈条索状，团巢状排列。
- 细胞通常为较大的多角形细胞，并有一定程度的多形性。
- 间质内见丰富的血窦。

思考

- 嗜铬细胞瘤如何与皮质腺瘤相鉴别？患者为何会出现血压增高？

【思考】

1. 内分泌系统肿瘤病理组织学的形态变化有何特点？如何判断这类肿瘤的良恶性？
2. 一青年患者因轻微外伤引起下肢骨折。应对其进行哪些内分泌检查？

（陈卉娇，叶云霞）

第十四章 神经系统疾病
（Diseases of nervous system）

神经系统标本的观察方法

大体标本观察要点：①脑表面：软脑膜血管有无充血，蛛网膜下腔有无出血、积液或积脓，脑回有无增宽或变窄，脑沟有无变浅或变深；②脑底面：中等大小动脉有无硬化，小脑及海马沟回处有无压迹；③切面应注意观察灰质、白质结构是否清楚，双侧结构是否对称，中线有无偏移，脑实质有无出血、软化灶，脑室有无扩张，腔面是否光滑；④若有占位病变，应注意观察其大小、颜色、质地、边界以及有无出血、坏死等继发改变。

切片观察要点：①肉眼观察切片染色是否均匀，有无淡染或深染区；②镜下观察脑膜血管有无充血，蛛网膜下腔有无渗出物，神经元有无变性、坏死，血管周隙有无增宽，有无周围血管浸润的淋巴细胞等；③若有局限性病灶，应仔细观察病灶的细胞或细胞外成分，分析是肿瘤性或是非肿瘤性改变，判断病变性质。

一、目的要求

- 掌握流行性脑脊髓膜炎、流行性乙型脑炎的病变特点。
- 熟悉脑出血的大体形态特点。
- 熟悉胶质瘤和脑膜瘤的形态特点。

二、观察内容

病变	大体标本	组织切片
流行性脑脊髓膜炎	流行性脑脊髓膜炎	流行性脑脊髓膜炎
流行性乙型脑炎	流行性乙型脑炎	流行性乙型脑炎
脑出血	脑出血	
胶质瘤	弥漫性星形细胞瘤	
	胶质母细胞瘤	
脑膜瘤	脑膜瘤	

三、观察要点

（一）流行性脑脊髓膜炎 （Epidemic cerebrospinal meningitis）

病史 患儿，女，6岁。因发热1天多，呕吐1次，神志不清数小时入院。体格检查：急性重病容，体温 40.4℃，脉搏 124 次/分钟，呼吸 30 次/分钟，血压 96/70 mmHg。心、肺、腹、肝及脾（－）。颈项强直，布鲁金斯征（Brudzinski 征）（＋），克尼格征（Kernig 征）（＋），腹壁反射消失，全身皮肤散在出血点，尤以下肢为多见。实验室检查：外周血白细胞 26.1×10⁹/L，中性粒细胞 80%。脑脊液中有白细胞 3.3×10⁹/L，其中中性粒细胞 92%。涂片经革兰染色见革兰阴性球菌。入院后抗感染、对症和支持治疗。入院后 5 小时患儿烦躁不安，心率 126 次/min，体温 40.6℃，抽搐，四肢冰冷，呕吐出咖啡色液体，经抢救无效死亡。

大体标本
- 脑膜血管明显充血。
- 蛛网膜下腔充满灰黄色脓性渗出物，覆盖于脑沟、脑回表面。脓性渗出物可累及凸面矢状窦附近或脑底部。
- 若脑脊液循环发生障碍，可引起不同程度的脑室扩张。

组织切片（图 4－1－6、图 14－1）
- 蛛网膜血管明显扩张充血。
- 蛛网膜下腔增宽，其中有大量中性粒细胞、纤维素和少量单核细胞、淋巴细胞浸润。
- 脑实质一般不受累，脑皮质可有轻度水肿和神经元变性。
- 脑组织小血管周围可见少量中性粒细胞浸润。

（二）流行性乙型脑炎（Type B epidemic encephalitis）

大体标本
- 软脑膜充血。
- 脑水肿明显。
- 切面见皮质深层、基底核、视丘等部位有粟粒或针尖大小的半透明软化灶，境界清楚，弥散分布或成群聚集。

组织切片（图 14－2）
- 神经元变性、坏死，出现卫星现象和噬神经细胞现象。
- 筛网状软化灶。
- 血管充血和以淋巴细胞为主的炎性细胞浸润，炎性细胞以变性、坏死的神经元为中心，或围绕血管形成血管套。
- 胶质细胞增生。

（三）脑出血（Cerebral hemorrhage）

病史 患者，女，60 岁。因半身麻木、说话模糊不清 2 个月，胸闷不适、呕吐、昏迷 2 小时就诊。体格检查：瞳孔对光反射消失（有白内障），颈软，心界向左扩大，心尖区闻及收缩期杂音，下肢肌张力增强，膝腱反射亢进，Brudzinski 征（－），Kernig 征（±），血压 260/120mm Hg。头部 CT 显示左侧豆状核区椭圆形高密度血肿影，其周围可见低密度水肿带，左侧脑室受压变小并略向右移。

大体标本（图 3-2-1）

• 观察脑出血所在部位及其病变特点。

思考

• 为什么脑出血患者会表现出半身麻木、说话不清、呕吐和下肢肌张力增强等症状？

（四）胶质瘤（Glioma）

1. 弥漫性星形细胞瘤（Diffuse astrocytoma）

病史 患者，女，33 岁。头痛 4 年，加重伴呕吐 20 天。体格检查：双侧视乳头水肿。头部 MRI 显示右额叶占位病变，增强扫描未见强化。手术见：肿瘤位于右额叶上、中回，大小 6cm×5cm×4cm，边界不清，质地软。

大体标本

• 肿瘤切面呈灰白色，胶冻状，可形成囊腔，肿瘤组织与周围脑组织的分界不清楚，脑的原有结构因受挤压而变形。

2. 胶质母细胞瘤（Glioblastoma）

病史 患者，男，56 岁。头痛伴呕吐 1 天。体格检查：左上肢腱反射活跃。头部 MRI 显示右颞叶占位病变，增强扫描可见强化。手术见：肿瘤位于右颞叶皮层下 1cm 处，大小 6cm×5cm×5cm，边界不清，质地软，灰褐色与灰红色相间，血供丰富。

大体标本

• 肿瘤边缘呈灰白色，中央呈灰黄色、灰褐色，与周围脑组织分界不清，坏死灶可液化形成囊腔。

（五）脑膜瘤（Meningioma）

病史 患者，女，65 岁。头痛 2 年，加重伴行走不稳 1 个月。体格检查：双侧视乳头水肿。头部 CT 显示右枕叶有一稍高密度球形影，增强扫描病变均匀强化。手术见：肿瘤位于右侧小脑半球外侧，起源于右侧横窦、乙状窦交界处，大小 5cm×5cm×4cm，边界清楚，有完整被膜，质地韧，灰白色。

大体标本

• 肿瘤呈球形，边界清楚，有被膜，膨胀性生长，压迫脑组织，切面灰白色，质较硬，可见白色钙化的砂粒，偶见出血。注意观察肿瘤与脑膜的关系。

【思考】

1. 流行性脑脊髓膜炎、流行性乙型脑炎的基本病理改变都是炎症，两者之间有何异同？为什么会有差异？

2. 对流行性脑脊髓膜炎、流行性乙型脑炎患者做脑脊液检查是否都有助于临床诊断？为什么？

3. 流行性脑脊髓膜炎患者可能会出现哪些后遗症，原因是什么？

4. 与其他系统的肿瘤相比，中枢神经系统的肿瘤有何特点？

5. 与弥漫性星形细胞瘤相比，胶质母细胞瘤的浸润范围、边界及颜色有何不同？

［病案讨论］

病案（一）

病史摘要　患者，女，19岁。因头痛5小时，呕吐、昏迷0.5小时入院。患者5小时前开始头痛，半小时前出现呕吐、全身酸痛、呼吸短促、昏迷。体格检查：体温39.8℃，脉搏128次/分钟，呼吸短促，昏迷，瞳孔散大、对光反射消失、膝腱反射消失。实验室检查：外周血白细胞43.0×10⁹/L，其中中性粒细胞92%。临床诊断：脑膜炎？入院后经急救治疗无效，于入院后2小时死亡。

尸检摘要　死者身高156cm，发育、营养良好。双侧瞳孔散大（直径0.8cm）。双侧扁桃体大。右肺500g，左肺460g，双肺下叶散在实变。肝1730g，表面和切面红色与黄色相间。左肾160g，右肾130g，左肾皮质散在直径0.2cm的黄白色、圆形病变。脑重1460g，脑膜、脊膜血管扩张，左顶及右颞叶血管周围有黄白色的渗出物，脑底部有较多黄绿色液体。光镜下：肺实变区以细支气管为中心，肺泡壁毛细血管扩张，肺泡腔内有淡红色液体充填，细支气管壁、肺泡壁和肺泡腔内中性粒细胞浸润。肝窦变窄，部分肝细胞脂肪变性。左肾灶区肾小球和肾小管结构破坏，大量中性粒细胞浸润。蛛网膜下腔血管扩张，可见大量中性粒细胞和纤维素渗出。脑实质部分神经元变性。革兰染色查见革兰阴性球菌。

讨论

1. 该患者患有哪些疾病？诊断依据是什么？

2. 患者的死亡原因是什么？

3. 死者所患疾病是如何发生、发展的？

病案（二）

病史摘要　患儿，女，6岁。因高热、头痛、嗜睡4天，抽搐、不语3天，昏迷1小时入院。患儿4天前出现高热、头痛、嗜睡，3天前出现抽搐、不语，3小时前昏迷。未注射过疫苗。体格检查：呈昏迷状，体温40.4℃，脉搏120次/分钟，呼吸40次/分钟，血压108/64mmHg，颈强直，对光反射迟钝，膝腱反射消失，Brudzinski征（＋），Kernig征（＋），心、肺、腹（一）。实验室检查：脑脊液中有白细胞98×10⁶/L，其中淋巴细胞90%。蛋白（一）。入院后经对症及支持治疗无效，于入院后10小时死亡。

尸检摘要　死者身高115cm，发育、营养尚可，唇、指发绀。扁桃大，有黄白色渗出物覆盖，镜下见中性粒细胞浸润。右肺200g，左肺180g，肺血管扩张充血，气管腔内有分泌物，支气管壁有中性粒细胞浸润，部分肺泡腔内有淡红色液体充填。肝680g，表面和切面红色与黄色相间，部分肝细胞胞质空泡状，挤压细胞核。小肠腔内有数十条蛔虫。脑重1450g，脑及脊髓有弥散性胶质细胞增生及胶质结节形成，可见淋巴细胞围绕血管形成血管套现象，神经元变性，软化灶形成，脑组织病毒分离培养（＋）。

讨论

1. 该患者患有哪些疾病？诊断依据是什么？
2. 患者的死亡原因是什么？

（龚静，陈铌）

第十五章　感染性疾病
（**Infectious diseases**）

第一节　细菌、病毒、螺旋体感染性疾病
（**Bacterial，Viral and Leptospiral diseases**）

一、目的要求

- 掌握结核病的基本病变及其转归。
- 熟悉原发性肺结核、继发性肺结核及常见肺外结核病的病变特点及临床病理联系。
- 熟悉伤寒、细菌性痢疾、梅毒的病变特点及临床病理联系。
- 了解麻风病、钩端螺旋体病、流行性出血热的病变特点及临床病理联系。

二、观察内容

病变	大体标本	组织切片
结核病		
原发性肺结核病	原发性肺结核	
继发性肺结核病	浸润型肺结核	
	干酪性肺炎	干酪性肺炎
	慢性纤维空洞性肺结核	
	结核球	
急性全身粟粒性结核病	粟粒性肺结核病	粟粒性肺结核病
	粟粒性脾结核病	
肺外结核病	肠结核	
	肾结核	
	骨结核	
	脊柱结核	
	结核性脑膜炎	
	淋巴结结核	淋巴结结核
麻风	结核样型麻风	结核样型麻风
	瘤型麻风	瘤型麻风
伤寒	肠伤寒	肠伤寒
		伤寒淋巴结炎
		肝伤寒
细菌性痢疾	细菌性痢疾	细菌性痢疾
钩端螺旋体病	钩端螺旋体病	
流行性出血热	流行性出血热	
梅毒		梅毒

三、观察要点

（一）结核病（Tuberculosis）

1. 原发性肺结核（Primary pulmonary tuberculosis）

病史 患儿，男，3 岁。乏力、纳差、面黄 5 个月。全身皮肤瘀斑 7 天。头痛、呕吐、神志不清 1 天。X 线胸片：肺门及肺野中份胸膜下有致密影。救治无效死亡。

大体标本

- 双肺表面均有散在病灶，注意观察其大小、色泽。

- 双肺切面除有与表面相似病变外，一侧肺野中部近胸膜处有一较大病灶（原发感染灶），注意观察其大小、色泽、质地。

- 注意同侧肺门淋巴结和/或支气管旁淋巴结有无肿大、粘连，切面色泽、质地如何。

思考

- 简述原发性肺结核的发生人群及预后。

2. 继发性肺结核（Secondary pulmonary tuberculosis）

（1）浸润型肺结核（Infiltrative pulmonary tuberculosis）

病史 患者，男，17 岁。潮热、盗汗、疲乏无力 1 个月，咳嗽半个月，咯血 1 天入院。X 线胸片：左肺尖及下叶背段可见边缘清晰的结节影及边缘模糊、中心密度较高的小片状致密影及纤维条索影。

大体标本

- 肺尖部见一灰白灰黄色病灶。

- 病灶周围（特别是下部）有灰白色或灰黄色渗出物，边缘不整齐。

- 部分患者可有空洞形成，注意观察空洞壁的厚薄及腔内有无出血。

（2）慢性纤维空洞性肺结核（Chronic fibro-cavernous pulmonary tuberculosis）

病史 患者，男，67 岁。反复咳嗽、咳痰，痰中间断性带血丝 20 年。大咯血、呼吸困难 3 小时。体格检查：危重病容，呼吸急促，唇发绀。颈部及胸部皮下有捻发感，气管左移。右胸饱满，叩呈鼓响。胸片示右侧气胸，右肺压缩 60％ 以上，右侧胸膜增厚粘连。抢救无效死亡。

大体标本

- 肺胸膜增厚，肺上叶或上中叶见一个或多个空洞形成。

- 注意观察空洞壁是否光滑、厚薄如何及腔内有无残存内容物或出血。

- 其余肺组织有无急性空洞、实变灶、纤维化等。

思考

- 慢性纤维空洞性肺结核患者会咳什么性状的痰，痰涂片（细胞学检查）可以看到些什么？

（3）干酪性肺炎（Caseous pneumonia）

病史 患者，女，51 岁。潮热、盗汗、咳嗽 1 个月，加重伴痰中带血 3 天。体格检查：急性重病容，体温 39℃，呼吸 40 次/分钟，唇发绀，双肺散在细湿鸣。X 线见双肺弥漫实变影及大小不等透光区。入院后死于呼吸衰竭。

大体标本

- 肺体积增大。
- 肺切面可见大片或点状黄色干酪样实变区。
- 部分患者可有空洞形成。

组织切片

- 先用肉眼观察切片：正常肺组织肺泡含气，呈疏松海绵状。注意实变深染区范围的大小。
- 镜下观察：广泛的干酪样坏死。周围肺泡腔内有大量浆液纤维素性渗出伴巨噬细胞为主的炎性细胞浸润。

思考

- 干酪性肺炎与大叶性肺炎、小叶性肺炎可否在大体上进行区别？
- 简述干酪性肺炎的发生机制和预后。

（4）结核球（Tuberculoma）

病史 患者，男，45 岁。年轻时曾患肺结核病，经治疗临床症状消失。此次体检 X 线胸片发现右肺上叶有圆形致密阴影，直径约 3cm，边界较清晰。

- 肺结核球（Tuberculoma of the lung）：肺切面有一球形病灶。注意观察病灶位置、大小、色泽、质地等，病灶周围有无纤维组织包绕，与周围肺组织分界如何（图 4-3-4）。
- 脑结核球（Tuberculoma of the brain）：大脑切面一侧见一圆形、灰黄色、质细似奶酪的病灶。

思考

- 结核球为何需要手术治疗？

3. **急性全身粟粒性结核病**（Acute miliary tuberculosis）

病史 患儿，女，4 岁。高热、嗜睡、呼吸困难 3 天。体格检查：急性病容，唇指发绀，呼吸急促，颈强直。双肺散在细湿鸣，心音弱。X 线胸片：双肺均匀分布直径 1.5～2.0mm 大、密度相同的粟粒状病灶。入院后半天死亡。

（1）粟粒性肺结核病（Miliary pulmonary tuberculosis）

大体标本

- 肺被膜面及切面见多个散在的粟粒大灰白结节。

组织切片（图 4-3-2、图 15-1-1）

- 肺组织中有散在分布的多个粟粒大小的结节状病灶。
- 病灶由肉芽肿组成，可见胞质融合、多核的 Langhans 巨细胞，周围见上皮样细胞。
- 病灶中央为红染颗粒状的干酪样坏死物。
- 抗酸染色可见红染细长的阳性杆菌，多位于干酪样坏死区。

思考

- 如何在大标本上区分粟粒性结核是急性还是慢性的？

- 粟粒性肺结核与小叶性肺炎有何区别？

（2）粟粒性脾结核病（Miliary tuberculosis of spleen）

大体标本

- 脾脏肿大，表面及切面均见散在分布的粟粒大小、圆形、境界较清楚的灰白色或灰黄色结节。

4. 肺外结核病

（1）肠结核（Tuberculosis of intestine）

病史 患者，女，18 岁。腹痛、腹泻 7 个月，消瘦加重 1 个月。

大体标本

- 病变主要位于黏膜面，形成环形溃疡。
- 浆膜面见纤维素性渗出物及成串的多个灰白结核结节。

思考

- 联系标本上所见病变，思考肠结核患者可有何临床表现？

（2）肾结核（Tuberculosis of kidney）

病史 患者，男，25 岁。尿频、尿急 20 年，消瘦伴顽固性血尿半年。

大体标本（图 15-1-2）

- 病变起始于肾皮质、髓质交界处，扩大蔓延至整个肾脏。
- 切面为多发灰黄色干酪样坏死灶，可见大小不一的空洞形成。
- 输尿管黏膜坏死，管壁增厚，管腔狭窄。

思考

- 肾结核患者的尿液可有什么性状？尿离心涂片（细胞学检查）可以看到什么？用什么检查可以大致确定病原体？
- 联系标本所见，思考肾结核患者可能有何临床表现？

（3）骨结核（Tuberculosis of bone）

病史 患者，男，23 岁。右踝部扭伤后持续疼痛 1 年，休息后减轻。体格检查：右踝关节肿胀、压痛、活动受限。X 光片示踝关节骨质疏松。

大体标本

- 足或手一只，踝部或腕部近关节部分骨皮质及髓腔内可见灰黄色干酪样坏死。有的标本可见坏死组织穿破皮肤，形成窦道。

（4）脊柱结核（Tuberculosis of spine）

病史 患者，男，14 岁。胸背部持续性疼痛 4 个月，进行性加重 1 个月，休息后减轻。体格检查：胸 10~12 椎体后凸。X 光片示胸椎 10~12 椎体破坏，有死骨影。椎旁有脓肿影。

大体标本

- 脊柱一段。其中数个椎体、椎间盘结构破坏，被灰黄色干酪样坏死组织取代，致脊柱后凸。

思考

- 椎旁脓肿有何局部表现？可否考虑在影像学引导下进行细针吸取细胞学涂片检

查诊断？镜下可看到什么？可加做何种特殊染色？

• 骨结核若不及时治疗可造成哪些严重后果？

（5）结核性脑膜炎（Tuberculous meningitis）

病史 患儿，女，3岁。疲乏无力、精神萎靡、不思饮食1个月。头痛、呕吐、意识障碍2天。体格检查：消瘦，重病容，颈强直，屈髋伸膝试验阳性。抢救无效，死于呼吸衰竭。

大体标本

• 脑底部的桥脑、小脑、脚间池、视神经交叉及大脑外侧裂等部位的蛛网膜下腔内有大量灰黄色、混浊、胶冻样渗出物，导致该区域沟回结构模糊。偶见粟粒大小的灰白色结节。

• 注意脑膜有无充血，脑室有无扩张。

思考

• 结核性脑膜炎有何临床表现？同流行性脑脊髓膜炎在大体形态上有何区别？

（6）淋巴结结核（Tuberculous lymphadenitis）

病史 患儿，男，12岁。左颈包块进行性长大半年，疼痛、不红、不热。体格检查：消瘦，左颈淋巴结肿大、粘连、不活动、有压痛。门诊手术完整切除肿大淋巴结送病理检查。

组织切片 （图 15-1-3）

• 蓝染区为残存的淋巴组织及淋巴滤泡。

• 红染区为颗粒状无结构干酪样坏死区。

• 重点观察红染及蓝染区之间的淡红色区域，即由 Langhans 巨细胞和上皮样细胞构成的肉芽肿病变。

思考

• 淋巴结结核可否考虑在触诊下行淋巴结细针吸取细胞学涂片检查诊断？镜下可看到什么？可加做何种特殊染色？

（二）麻风（Leprosy）

1. 结核样型麻风（Tuberculoid leprosy）

病史 患者，女，24岁。双下肢伸侧皮肤蚁行感、无汗、感觉减退2个月，近期有皮肤破溃。取病损皮肤送病理检查。

大体标本

• 皮肤病变：出现境界清晰、形态不规则的斑疹、丘疹或境界不清的结节，结节表面常有溃破。

• 周围神经病变：受累神经变粗、变硬。

组织切片 （图 15-1-4）

• 病变主要围绕皮肤附件、小血管及小神经，呈结节状分布。

• 皮肤附件及小神经破坏、减少或消失。

• 结节由 Langhans 巨细胞和上皮样细胞构成。

- 干酪样坏死少见。
- 抗酸染色一般查不到抗酸杆菌。

2. 瘤型麻风（Lepromatous leprosy）

病史　患者，男，47岁。面部长小结节半年，对称性，近来结节有融合。下肢也出现类似结节。部分结节有破溃。取病损皮肤送病理检查。

组织切片（图 15-1-5）

- 表皮与真皮交界处有无细胞浸润带。
- 皮肤附件、小血管周围有大量胞质空亮的泡沫细胞形成结节状病灶，即泡沫细胞肉芽肿。
- 少量淋巴细胞浸润。
- 抗酸染色示泡沫细胞胞质中有大量红染的抗酸杆菌。

思考

- 试用镜下病变解释麻风患者的症状及体征。

（三）伤寒（Typhoid fever）

病史　患者，男，28岁。畏寒、发热、头痛、腹胀4天，加重伴轻度腹泻1天入院。体格检查：精神萎靡，昏睡状，欠合作。体温40℃，脉搏90次/分钟，呼吸52次/分钟。胸壁查见淡红色小丘疹，脾肋下1cm，肝扪不清，右下腹压痛。以败血症收入院，于入院后4天死亡。

1. 肠伤寒（Typhoid fever of intestine）

大体标本（图 4-1-8）

- 肠黏膜面集合淋巴小结及孤立淋巴小结肿大隆起。隆起的集合淋巴小结呈圆形或类圆形，表面凹凸不平，呈脑回状。隆起的孤立淋巴小结呈不规则点状（髓样肿胀期）。
- 溃疡呈椭圆形，长轴与肠管平行，深及黏膜下层，甚至达到浆膜（溃疡期）。

思考

- 肠伤寒与肠结核有何区别？患者可能出现哪些并发症？

组织切片（图 15-1-6）

- 肠黏膜及黏膜下层淋巴组织明显增生。
- 增生淋巴组织中可见结节状病灶，即伤寒肉芽肿，由较多体积较大、胞质丰富淡染、核偏位的巨噬细胞构成，部分巨噬细胞胞质中可见吞噬的红细胞及组织碎屑。
- 病灶内一般无中性粒细胞浸润。

2. 伤寒淋巴结炎

组织切片

- 淋巴组织增生，淋巴窦扩张，组织细胞增生，伤寒肉芽肿形成。

3. 肝伤寒

组织切片

- 肝细胞局灶坏死伴单核细胞浸润。肝窦 Kuffer 细胞增生，吞噬红细胞及组织碎屑。

（四）细菌性痢疾（Bacillary dysentery）

病史　患儿，男，7岁。发热、腹痛、腹泻2天，每天10余次，每次量少，有里急后重感，大便中有黏液及脓血。

大体标本
- 病变主要累及乙状结肠和直肠。
- 病变肠段黏膜面有灰白色糠皮状假膜覆盖，严重者可融合成片。
- 假膜脱落后形成浅表"地图状"溃疡，溃疡间黏膜常有充血、水肿。

组织切片（图15-1-7）
- 表浅黏膜坏死，假膜形成。
- 假膜由红染细丝状的纤维素、中性粒细胞、红细胞及坏死组织等组成。
- 假膜下黏膜层深部未被破坏，间质充血、水肿、炎性细胞浸润。

（五）钩端螺旋体病（Leptospirosis）

病史　患者，男，34岁。高热3天，咯血伴少尿1天。体格检查：急性重病容，皮肤、巩膜黄染，口唇有血迹，精神差，呼吸急促。肝肋下6cm，压痛。双肺呼吸音粗糙，散在细湿鸣。实验室检查：白细胞14.9×10^9/L，二氧化碳结合力17.1mmol/L，尿蛋白（+++），尿素氮30.0mmol/L。于入院第二日出现无尿、严重呼吸困难、神志不清，抢救无效死亡。

大体标本（图4-2-4）
- 肺体积增大，胸膜紧张，颜色变深，质地变实。
- 切面见肺组织实变，支气管腔内有血块或血样分泌物。

组织切片
- 支气管和肺泡内大量红细胞、水肿液充填，少量炎性细胞浸润。
- 肺泡隔毛细血管扩张充血，血管壁破裂。
- 炎症反应轻微。

（六）流行性出血热（Epidemic hemorrhagic fever）

病史　患者，女，28岁。畏寒、身痛8天，无尿3天，伴头昏头痛、恶心呕吐、腹痛。体格检查：急性病容，神志清醒。全身皮肤散在点状出血，球结膜水肿。左肺下叶湿鸣，双肾区叩痛。血压70/40mmHg。实验室检查：尿蛋白（++），红细胞（++），肌酐872.5μmol/L，尿素氮30.6mmol/L。

大体标本
- 肾脏体积可以增大，表面颜色不均匀。
- 切面见皮、髓质分界清楚。皮质呈苍白色，髓质为暗红色。肾盂、肾盏黏膜颜色加深。

组织切片

- 广泛的毛细血管内皮细胞肿胀、脱落，毛细血管壁纤维素样坏死。
- 全身皮肤、黏膜及多器官广泛性出血。
- 间质水肿，多为胶冻状。
- 炎症反应轻微。

（七）梅毒（Syphilis）

1. 梅毒性主动脉炎伴动脉瘤形成

病史　患者，男，67 岁。疲乏无力、头晕胸闷 8 年，劳力性呼吸困难 1 年，双下肢水肿半年，呼吸困难 7 天。体格检查：面色苍白，颈动脉搏动明显。主动脉瓣区可闻及舒张期Ⅲ级杂音。周围血管征（水冲脉、枪击音）阳性。X 线胸片显示靴形心，升主动脉及主动脉弓囊状扩张。

大体标本

- 升主动脉及主动脉弓明显扩张，主动脉瘤形成。
- 主动脉内膜见粥样硬化斑块，亦可见纤维化。
- 主动脉瓣及瓣环增厚、纤维化，冠状动脉口狭窄；主动脉关闭不全。
- 左心室代偿性肥大。

2. 肝树胶肿

大体标本

- 肝组织内有一较大结节状病灶，浅灰色或黄褐色，树胶状，边界较清楚。
- 其余肝组织内亦可见直径 0.1～0.2cm 的小结节，形状及质地同上。

组织切片（图 15－1－8）

- 病灶类似结核结节。
- 中央为颗粒状的凝固性坏死，但坏死不彻底，特染可见血管壁轮廓。
- 坏死灶周围上皮样细胞和 Langhans 巨细胞较少，但富含淋巴细胞和浆细胞。

思考

- 结核结节和肝树胶肿有何异同？

【思考】

1. 列表比较原发性肺结核与继发性肺结核的区别。

2. 继发性肺结核有哪些主要类型？各型的病理特征如何？

3. 肺外结核病常累及哪些组织、器官？各有何病理特征和相应的临床表现？

4. 结合标本观察，比较可形成肠道溃疡的主要疾病，分析其病理形态及临床表现。

5. 掌握下列名词概念：原发综合征、结核结节、结核球、冷脓肿、伤寒肉芽肿、硬性下疳、梅毒疹、树胶肿。

第二节　真菌病
（Mycosis）

一、目的要求

- 掌握深部真菌病的致病条件。
- 了解常见深部真菌病的类型、病变特点及临床病理联系。

二、观察内容

病变	大体标本	组织切片
深部真菌病	隐球菌病 曲菌病 胃或肠毛霉菌病	脑膜隐球菌病 肺曲菌病 胃或肠毛霉菌病

三、观察要点

（一）肺隐球菌病（Cryptococcosis of lung）

病史　患者，男，44 岁。反复咳嗽咳痰 1 年，发现"右肺占位"7 天。胸痛部 CT 提示右肺下叶片状团影。

细胞学涂片（图 15－2－1）
- 查见圆形带厚壁荚膜的真菌。
- 六胺银染色和粘液卡红染色阳性。
- 病灶中见较多淋巴细胞、单核细胞浸润，可有肉芽肿。

（二）肺曲菌病（Aspergillosis of lung）

病史　患者，女，61 岁。发热、咳嗽、咳痰、胸痛 1 周，呼吸困难 1 天。体格检查：肺部湿啰音，胸膜摩擦音。X 线片显示双肺野内有不规则的小片状淡薄影，右肺有大片融合影。

组织切片（图 15－2－2）
- 肉眼观察：切片中可见实变区或蓝染细胞密集区。
- 镜下见肺出血、粉红染坏死物及大量中性粒细胞浸润。
- 病灶中心可见放射状密集排列的蓝染丝状真菌，菌丝粗细均匀，有分隔，常有锐角分支。

思考
- 送肺曲菌病患者深咳的痰液或支气管肺泡灌洗液做细胞学涂片检查，镜下可看到什么？可以加做哪些特殊染色？

（三）胃或肠毛霉菌病 （Mucormycosis of stomach or intestine）

病史 患者，女，53 岁。腹痛、腹泻、呕血、便血 1 天。体格检查：板状腹，压痛，反跳痛明显。

大体标本

- 胃或肠黏膜面坏死，不规则溃疡形成。

组织切片 （图 15-2-3）

- 急性化脓性炎症或坏死性炎症。
- 病灶中可见不规则排列的丝状真菌，菌丝粗大且粗细不均，壁厚，常无分隔，分支不规则，可见直角分支。

【思考】

1. 深部真菌病的致病条件有哪些？
2. 在深部真菌病的诊断中，为什么需要加做特殊染色？最常用的特殊染色有哪些？
3. 哪些炎症类型提示患真菌病的可能性？

第三节 寄生虫病
（Parasitic diseases）

一、目的要求

- 熟悉常见寄生虫病的病变特点及临床病理联系。

二、实习内容

病变	大体标本	组织切片
阿米巴病	结肠阿米巴病	结肠阿米巴病
	阿米巴肝脓肿	阿米巴肝脓肿
血吸虫病	结肠血吸虫病	结肠血吸虫病
		肝血吸虫病
	血吸虫性肝硬化	血吸虫性肝硬化
华支睾吸虫病	肝华支睾吸虫病	肝华支睾吸虫病
棘球蚴病	肝（肺）细粒棘球蚴病	肝（肺）细粒棘球蚴病
	肝泡状棘球蚴病	肝泡状棘球蚴病
肺型并殖吸虫病	肺型并殖吸虫病	肺型并殖吸虫病
丝虫病	下肢象皮肿	皮下丝虫结节

三、观察要点

（一）阿米巴病（Amoebiasis）

1. 结肠阿米巴病

病史 患者，男，19岁。右下腹痛、腹泻4天，大便呈果酱色、腥臭，伴有低热。粪便检查：红细胞（＋＋＋）、白细胞（＋），查见吞噬红细胞的阿米巴大滋养体及其包囊。

大体标本
- 结肠黏膜面多个烧瓶状（口小底大或下方呈潜行性）溃疡。
- 溃疡间黏膜一般大致正常。

组织切片（图15-3-1）
- 肠黏膜缺损处呈烧瓶状，黏膜下层坏死宽度超过黏膜层坏死的宽度。
- 坏死区呈淡红色，无结构，伴有出血，炎性细胞渗出少。
- 溃疡底部及边缘的坏死组织和正常组织交界处见阿米巴大滋养体：圆形，体积为红细胞的6~7倍大，其周常有一空隙。核小，浆嗜碱，可见吞噬红细胞和红细胞溶解形成的小空泡。

2. 阿米巴肝脓肿

病史 患者，男，36岁。右上腹钝痛伴低热10天就诊，无黄疸。体格检查：肝肋下4cm，触痛。B超检查显示肝右叶液性暗区。患者既往曾患阿米巴痢疾。B超引导下穿刺引流液为棕红色果酱状。细胞学涂片检查发现阿米巴大滋养体。

大体标本（图1-3-3）
- 肝中有单个或多个囊腔，囊内容物为陈旧性出血和液化性坏死的混合物。
- 若内容物流失，囊内壁仅残留未彻底坏死的破絮状组织。

组织切片
- 囊壁为红染、无结构、坏死组织和少量炎性渗出物。
- 坏死组织中查见吞噬红细胞的阿米巴大滋养体。
- 坏死组织周围有增生的肉芽组织和纤维组织包绕。

（二）血吸虫病（Schistosomiasis）

病史 患者，男，34岁。左下腹痛、腹泻10年，渐进性腹胀2年就诊。体格检查：肝肋下4cm，质硬，脾大，腹水征（＋），左下腹压痛，肠鸣20次/分钟，见肠型蠕动波。B超检查显示肝硬化、脾肿大。手术见乙状结肠狭窄、干线型肝硬化。

1. 结肠血吸虫病

大体标本
- 肠壁增厚变硬，部分黏膜增生呈颗粒状，甚至形成息肉。
- 部分黏膜萎缩变平，在增生和萎缩黏膜之间有小溃疡。

组织切片（图 15-3-2）

- 肠壁黏膜下层可见血吸虫卵性肉芽肿。中心为坏死蓝染钙化的虫卵，卵壳清晰可见，虫卵周围见多核巨细胞及上皮样细胞。
- 部分为纤维性虫卵结节，虫卵周围为成纤维细胞及胶原纤维。
- 肠壁黏膜增生或坏死，溃疡形成。

2. 肝血吸虫病

组织切片（图 15-3-3）

- 肝汇管区内有不同时期的虫卵结节，虫卵卵壳清晰可见。
- 无假小叶形成。

思考

- 根据肉芽肿的转化规律，结合虫卵及其周围改变区别急、慢性虫卵结节。

3. 血吸虫性肝硬化

大体标本

- 大量灰白色纤维结缔组织增生，沿肝脏门静脉分支呈树枝状分布（体会何为干线型或管道型肝硬化），将肝脏分割为粗大结节状。肝脏质地变硬，体积缩小。

组织切片

- 汇管区可见慢性虫卵结节或纤维性虫卵结节。
- 肝组织被虫卵周围增生的纤维组织分割成粗大的团块。
- 可见肝小叶结构，无假小叶形成。

思考

- 联系血吸虫性肝硬化的形成原因，解释其与结节性肝硬化的区别。

（三）肝华支睾吸虫病（Clonorchiasis sinensis）

病史 患者，女，8 岁。有生食鱼虾史，上腹隐痛 3 年。因支气管肺炎死亡。

大体标本

- 肝内胆管扩张，部分管腔内可见寄生虫虫体。

组织切片（图 15-3-4）

- 肝内胆管扩张，可见寄生虫虫体。
- 胆管上皮增生和渗出性病变。

思考

- 肝华支睾吸虫病引起肝胆管细胞癌的病理学基础是什么？

（四）棘球蚴病（Hydatid disease）

1. 肝（肺）细粒棘球蚴病

病史 患者，女，42 岁。体检发现肝（肺）部囊性占位病变。CT 显示囊内有众多更低密度的小子囊，沿周边排列呈车轮状。棘球蚴皮试（+）。

大体标本（图 15-3-5）

- 肺内取出的纤维性虫囊壁白色半透明，内容为胶冻状物（形似粉皮）。

组织切片（图 15－3－6）
- 肝组织内查见囊性病变。
- 囊壁从外向内依次为纤维性被膜（外膜）、角皮层（红色平行的板层结构）、生发层（上皮细胞构成）。可见头节。
- 外膜可见坏死渗出物及钙化。

思考
- 肝（肺）细粒棘球蚴病患者若囊肿破裂、囊液进入胸（腹）腔会有什么后果？

2. 肝泡状棘球蚴病

大体标本（图 15－3－7）
- 灰白、质硬肿块（陈旧性病灶可有坏死）。
- 切面可见大量小囊泡集合而成海绵状。
- 囊内容物呈豆渣样。

组织切片（图 15－3－8）
- 大片肝组织凝固性坏死。
- 坏死物中可见多个小囊泡，囊壁为红色角皮层。
- 周围可见较多嗜酸性粒细胞浸润、结核样肉芽肿、纤维组织增生。

（五）肺型并殖吸虫病（Paragonimiasis）

组织切片（图 15－3－9）
- 虫体在体腔内穿行和寄生，可引起浆液性或浆液纤维素性胸膜炎。
- 虫体在组织内穿行可引起组织破坏形成窦道样改变，窦道周围有较多嗜酸性粒细胞浸润。
- 虫体定居致局部组织出血、坏死，嗜酸性粒细胞浸润和囊肿形成。囊内可见虫体、虫卵和嗜酸性粒细胞崩解形成的 Charcot－Leyden 晶体。

（六）丝虫病（Filariasis）

1. 下肢象皮肿
大体标本
- 下肢增粗，皮肤增厚、粗糙，皮皱加深，形似象皮而得名。

2. 皮下丝虫结节
组织切片
- 丝虫结节，中心可见丝虫。
- 另可见增生、变质及嗜酸性粒细胞浸润。

思考
- 下肢象皮肿是如何形成的？

【思考】

1. 结肠阿米巴患者粪便为何多呈果酱色？患者粪便中白细胞为何比红细胞少？

2. 阿米巴痢疾和细菌性痢疾的临床症状有何区别？联系其基本病理改变进行解释。

3. 何为嗜酸性脓肿？

4. 经寄生虫病反复刺激，黏膜上皮增生可能失控，转变成为恶性肿瘤吗？

5. 血吸虫性肝硬化的大体形态和结节性肝硬化有何区别？结合肝小叶血液循环的方向，理解何为窦前性门脉高压。

6. 肝华支睾吸虫病可导致肝胆管细胞癌。哪些组织形态学改变与之相关？

[病案讨论]

病案（一）

病史摘要　患者，女，33 岁。3 个月余前感乏力，食欲下降、渐消瘦，可坚持劳动。2 个月前上述症状加重，并有头昏，饭后上腹饱胀，腰痛，不能参加劳动。1 个月来感畏寒、发热，体温 38℃，腹胀加剧，伴腹泻，每日 3 次~5 次，为黄色稀便。厌油，食肉后腹泻次数增加。近半月腹胀痛加剧，食量进一步减少，盗汗。停经 3 个月。幼时曾患痢疾。2 年前门诊曾诊断肺结核，在家休息，服中药 1 个月。其父母均因肺结核于 5 年前死亡。体格检查：体温 37℃，脉搏 90 次/分钟，呼吸 20 次/分钟，血压 90/60mmHg。消瘦、苍白、精神不振，皮肤、巩膜轻度黄染，右侧腹股沟淋巴结如黄豆大。气管居中，右胸凹陷，呼吸动度较左侧弱，语颤减弱。叩诊呈浊音，听诊呼吸音增强，管样呼吸音。左肺（－），心脏（－）。腹部膨隆，腹壁静脉曲张，肝上界第三肋隙，肋下 4cm，剑下 5cm，质中等，未扪及结节。脾肋下 3cm。腹水中等，左侧肾区叩击痛。双下肢水肿。实验室检查：血红蛋白 46g/L，白细胞 13×10^9/L，嗜中性粒细胞 0.81，淋巴细胞 0.18，嗜酸性粒细胞 0.01。尿（－）。粪便：白细胞 1~2 个/高倍，钩虫、蛔虫卵未查见。肺部透视，双肺纹理稍增粗，右膈明显升高，肝影增大。A 型超声波检查：肝稀疏微波，稍加大增益后有可疑丛状波，波迟钝。肝功能：胆红素 51.4mmol/L，凡登白试验直接立即反应，A/G 1.89/2.89。甲胎蛋白（－）。腹水：细胞 34 个/毫升，嗜中性粒细胞 0.51，淋巴细胞 0.41，间皮细胞 0.08，Rivalta 试验（－）。

入院后初诊为肝硬化，肝癌待排。给予保肝、支持疗法，病情加重，不能进食。死前 9 天解柏油样大便 10 余次，量约 1000ml，大便隐血（＋＋＋）。烦躁不安，给予输血、止血，仍便血、呕血，治疗无效死亡。

尸检摘要　死者极度消瘦，皮肤、巩膜轻度黄染，口鼻有血性物溢出。腹丰隆，外阴及四肢水肿。腹腔内有淡黄色液 3350ml。肠系膜淋巴结肿大，切面坏死。胰头有一直径 2cm 的脓肿。肠系膜上静脉、脾静脉及门静脉内有血栓形成。肝体积增大，表面及切面均见粟粒大小的结节，左右叶交界处有多数脓肿，右叶下缘亦有一脓肿。脾淤血，体积增大，下极有 2cm×1cm 大的贫血性梗死灶。消化道内充满咖啡色物，食管、胃黏膜糜烂，十二指肠球部有 1.2cm×0.8cm 大的坏死灶，附有血块。肾门淋巴结肿大，切面干酪样坏死。胸腔少量积液，双肺与胸壁广泛纤维性粘连，有干酪样坏死灶。双肺表面和切面均见灰白色粟粒大结节。肺门、气管及支气管旁淋巴结均肿大，干酪样坏死。镜下见：双肺、肝、脾、肾上腺及淋巴结（气管、支气管旁、肺门、肾门及肠系膜淋巴结）均有由上皮样细胞、Langhans 巨细胞、淋巴细胞组成的结节及干酪样坏死。肝内有灶性坏死及大量中性粒细胞聚集。脾脏有较多中性粒细胞浸润。胰间质有较多淋巴细胞及单核细胞浸润。胰头有灶性中性粒细胞浸润和变性坏死。

讨论
1. 简述死者患何种疾病及其诊断依据。
2. 简述疾病的发展过程及死亡的原因。
3. 简述各种疾病的关系。

病案（二）

病史摘要　患者，男，40 岁。因发烧 2 个月，咳嗽、咯血 7 天入院。患者入院前 2 个月开始不规则发热，体温在 38℃ 左右，服药效果不佳。入院前 7 天突然剧烈咳嗽，痰中带血。每昼夜痰量 200～300ml。无明显气促，但无法平卧，乏力，食欲不振。既往史：2 年多前曾患左肺浸润型结核，入院经一般支持、链霉素、异烟肼等治疗，症状好转，住院 42 天出院。体格检查：体温 37.5℃，脉搏 80/分钟，呼吸 18 次/分钟，血压 110/80mmHg。慢性消耗性病容，神志清醒，气管左移，心（－），双肺叩诊呈过清音，右肺尖部可闻及细湿鸣，右肺前部呼吸音略低于左侧。实验室检查：血红蛋白 79g/L，白细胞 0.8×10^9 g/L，嗜中性粒细胞 0.78，淋巴细胞 0.20，嗜酸性粒细胞 0.02，SR 58mm/h。胸部 X 线：双肺结核，右膈上升，原因不明。痰浓缩查抗酸杆菌三次（－），痰培养三次无细菌生长，痰涂片二次未见细菌及抗酸杆菌。血及脑脊液培养（－）。

住院后经一般支持、抗结核治疗（链霉素、异烟肼）以及止血对症治疗，二周后体温仍波动在 37.5～39℃，加大链霉素剂量，垂体素 10U 静脉注射止血，强的松每日 20mg。经以上处理后，体温一度降至正常。住院第 17 天，患者咳大量脓痰，双肺底湿鸣，体温再度上升，加大强的松剂量至每天 40mg，仍发热不退。住院第 24 天出现嗜睡、反应迟钝，胸透疑右胸腔包裹性脓胸。住院第 27 天，患者出现昏睡，神经系统检查（－），右胸腔穿刺抽出桃花样脓液约 30ml，恶臭，注入青霉素 20 万 U，链霉素 0.5g，静脉滴注金霉素 200mg，病情无好转，昏睡日趋严重，肌张力增加。次日，于右肩胛线上第四肋间穿刺注入青霉素、链霉素及美兰 10ml，后患者痰中有美兰出现，做右胸腔闭式引流，每日引出暗褐色脓液 200～300ml，其中混有豆渣样物及坏死组织，经上述处理患者体温虽有所下降，但昏迷加重，眶反射消失，四肢肌力消失，同时瞳孔扩大，呼吸不规则。做腰穿，脑脊液每分钟 24 滴，透明，白细胞 135 个，红细胞 5 个，后血压下降，经升压等多方面抢救无效，于住院 33 天后死亡。

尸检摘要　双肺与胸前壁有纤维性粘连，右胸腔有 80ml 脓液。左肺稍小，切面肺尖可见一约 3cm×2cm×2cm 的空洞，其内可见干酪样坏死物。右肺中下叶粘连，与膈肌、肝不能分离，切开为一大脓腔，13.5cm×9.5cm×4.5cm，其内可见红褐色的黏稠脓液，向右下肺支气管穿通，脓肿壁厚，脓肿底为膈肌及较大部分肝组织构成。脑表面明显充血水肿，右脑额叶及右后中央回各有一脓肿，大小分别为 2cm×2cm×1.5cm、

3cm×3cm×1.5cm，脓肿壁厚，切面有红褐色血性脓液溢出。镜检：左肺尖空洞壁上附干酪样坏死物，周围有结核性肉芽肿形成，外周为纤维结缔组织。右肺中下叶脓肿壁上可见较多出血坏死组织，可查见阿米巴大滋养体，壁上有纤维组织及肉芽组织。脑组织充血明显，脓肿壁为胶质细胞增生，出血坏死组织中查见阿米巴大滋养体。

讨论

1. 死者生前患有什么疾病？诊断依据是什么？
2. 患者的死亡原因是什么？
3. 死者所患疾病是怎样发生和发展的？

（姜勇，陈雪芹）

第一章　细胞和组织的适应、损伤和细胞死亡
（Adaptation, Injury and Cell death）

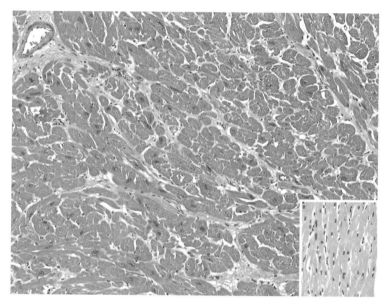

图 1-1-1　心肌肥大

高血压心脏病。心肌纤维明显增粗，细胞核增大，右下插图为正常心肌（HE）

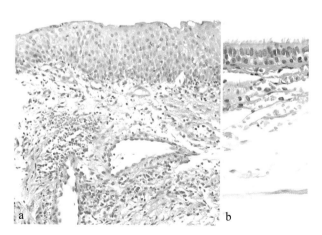

图 1-1-2　鳞状上皮化生

支气管黏膜的假复层纤毛柱状上皮（b）化生为鳞状上皮（a）（HE）

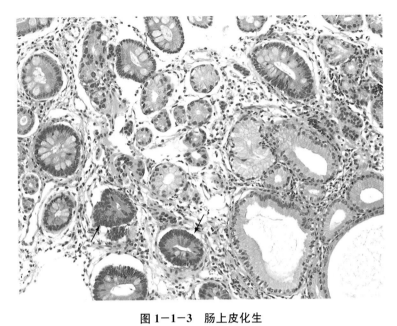

图 1-1-3　肠上皮化生

慢性萎缩性胃炎。胃腺上皮化生为肠腺上皮，
可见杯状细胞、吸收细胞和潘氏细胞（箭头）（HE）

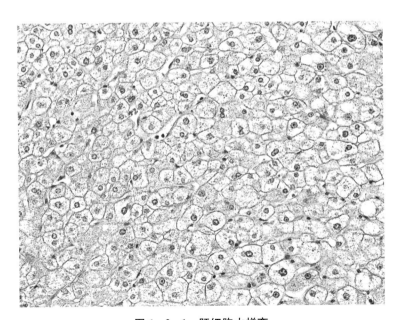

图 1-2-1　肝细胞水样变

病毒性肝炎。肝细胞明显肿胀，胞质疏松，染色浅淡（HE）

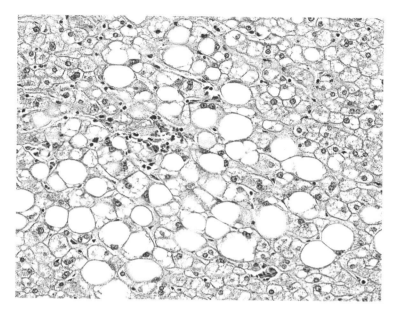

图1-2-2 肝细胞脂肪变

肝细胞胞质内可见大小不等的圆形空泡，将细胞核推挤至细胞一侧（HE）

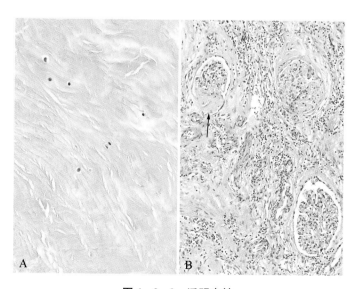

图1-2-3 透明变性

A. 结缔组织透明变性，胶原纤维增粗，融合成均质片状。B. 肾小球透明变性，箭头示部分透明变性的肾小球毛细血管（HE）

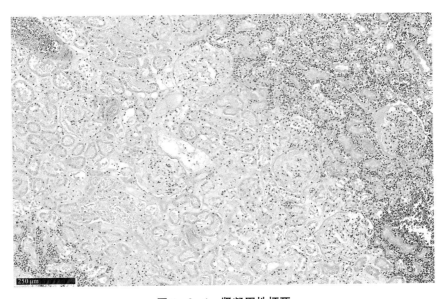

图 1-3-1 肾凝固性坏死

坏死区仅见肾小球、肾小管轮廓。肾小球、肾小管及间质正常细胞结构消失，
胞质均匀红染，核固缩、碎裂或消失（HE）

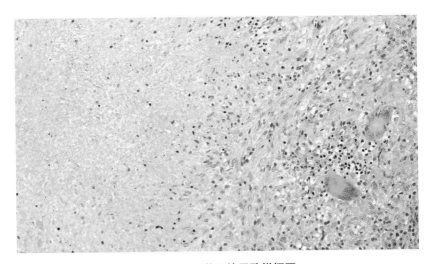

图 1-3-2 淋巴结干酪样坏死

坏死区呈片状红染无结构的细颗粒状（HE）

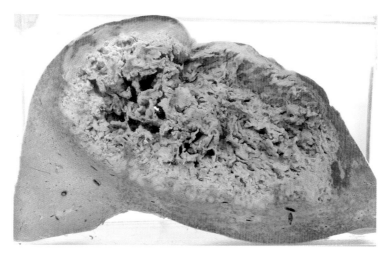

图 1-3-3　阿米巴肝脓肿

肝组织内见不规则囊腔状结构，囊腔内壁不规则，附着灰白灰黄色坏死物，呈破絮样外观

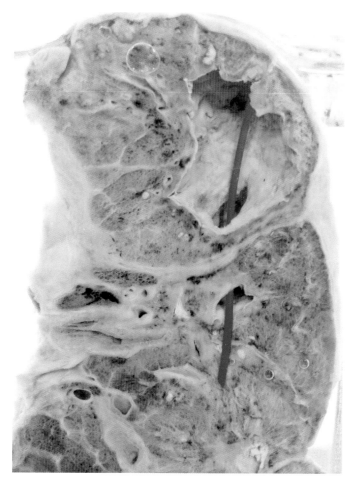

图 1-3-4　肺空洞

肺组织剖面见两个大小不等、形状不规则的空洞，空洞内壁欠光滑，空洞壁纤维组织增生

第二章 损伤修复
（Repair of injury）

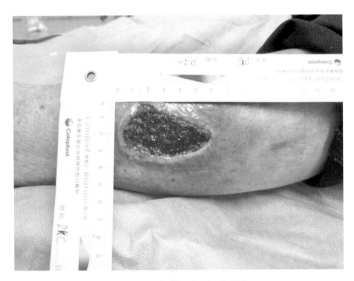

图 2-1 肉芽组织肉眼观察

伤口底部可见新鲜的肉芽组织，鲜红色、颗粒状、柔软湿润，形似肉芽，触之易出血

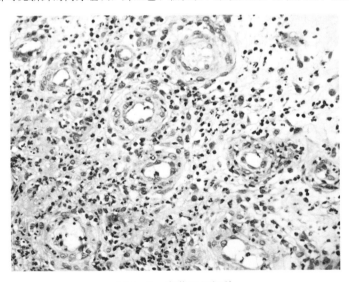

图 2-2 肉芽组织切片

新生毛细血管内皮细胞肿胀。血管间见成纤维细胞，呈梭形或星形，胞质丰富，弱嗜碱性，
核圆形或卵圆形，染色质淡染，部分可见核仁。可见各种类型的炎性细胞浸润（HE）

第三章　局部血液循环障碍
(Disturbances of local blood circulation)

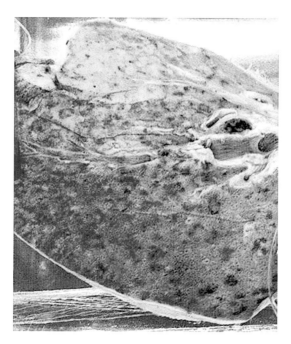

图 3－1－1　慢性肺淤血

肺切面质地较致密，略呈浅褐色，散布黄褐色斑点

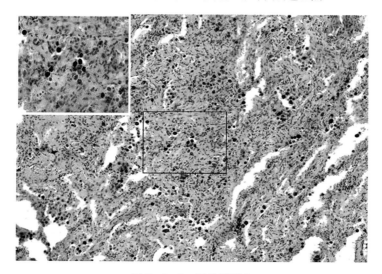

图 3－1－2　慢性肺淤血

肺泡壁增厚，肺泡腔缩小，肺泡腔内见心衰细胞（箭头示）及
红细胞（HE，左上插图为图中方框内局部高倍放大）

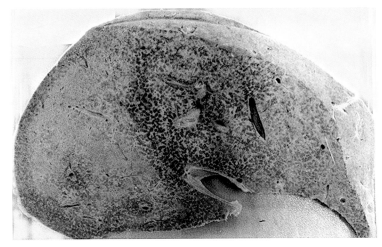

图 3-1-3　慢性肝淤血

肝脏切面呈红黄相间的网状结构，形似槟榔切面，故称"槟榔肝"

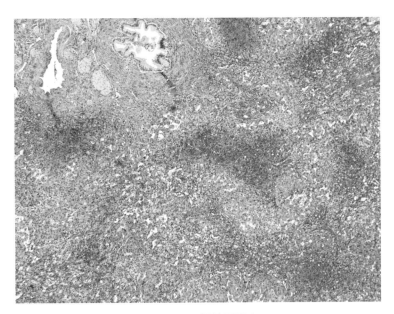

图 3-1-4　慢性肝淤血

肝窦明显扩大并充满红细胞，小叶中央区域肝细胞体积缩小（HE）

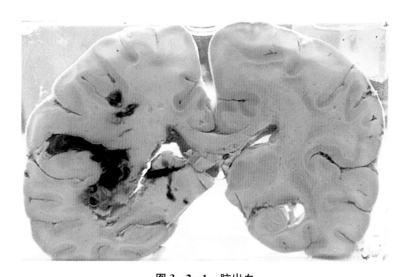

图 3-2-1　脑出血

一侧大脑内见大小不一的暗红色血肿，脑组织结构有不同程度破坏

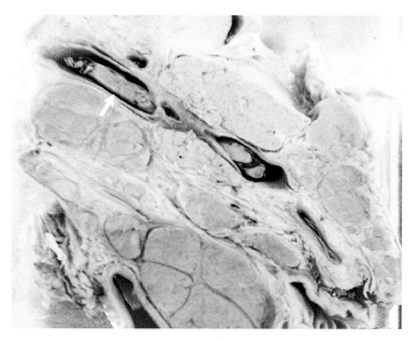

图 3-3-1　静脉血栓

血管腔内见血栓（箭头示），呈圆柱状

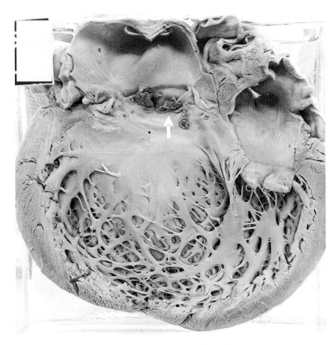

图 3-3-2 心瓣膜血栓

心瓣膜闭锁缘上见粟粒状赘生物（箭头示）

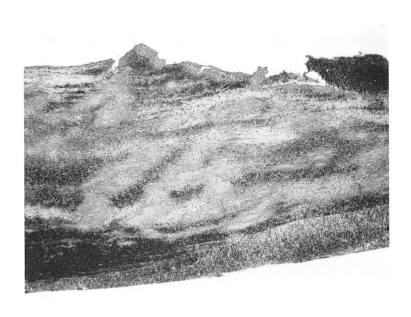

图 3-3-3 混合血栓

淡红色小梁状结构与红色区域相间呈分层状（HE）

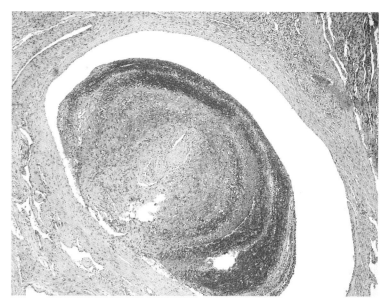

图 3-3-4 血栓机化

血栓部分被肉芽组织所替代（HE）

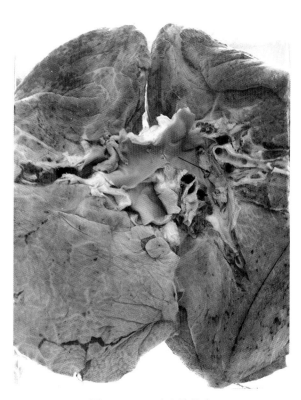

图 3-4-1 肺血栓栓塞

左右肺动脉腔被长短不一、黄色或暗红色条块状固体物质所阻塞（箭头示）

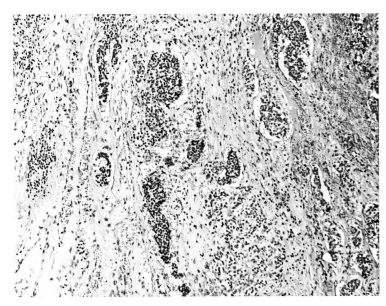

图 3-4-2 肿瘤细胞栓塞

肺动脉小分支内出现肿瘤细胞团（HE，低倍放大）

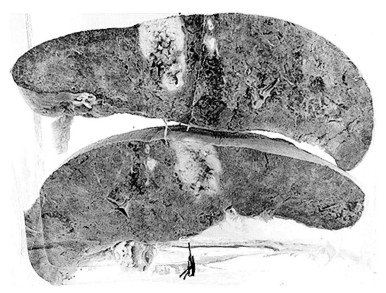

图 3-5-1 脾贫血性梗死

病灶呈楔形。梗死灶颜色灰白、边界清楚、质地致密

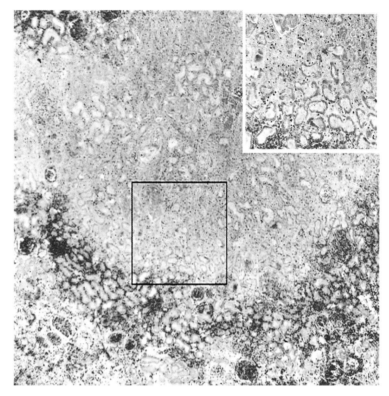

图 3-5-2 肾贫血性梗死

淡红染区为梗死灶，其内细胞坏死，肾小球和血管结构轮廓保存，周围见充血、
出血和炎性细胞浸润（HE；左图低倍放大，右上图为左图局部高倍放大）

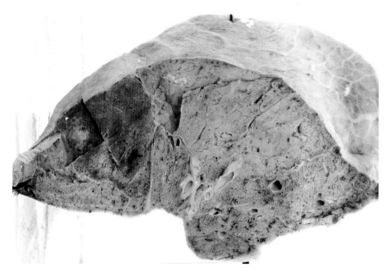

图 3-5-3 肺出血性梗死

切面可见楔形暗红色实变区（福尔马林固定后常为黑色）

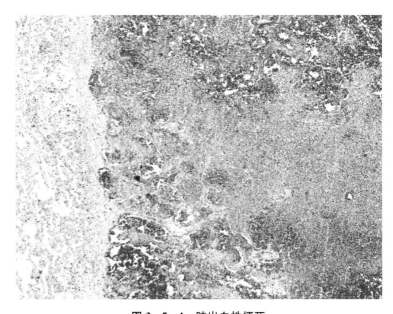

图 3—5—4　肺出血性梗死

红染实变区细胞核消失，肺泡腔内充满红细胞；疏松区肺泡结构清楚，
肺泡壁血管充血，肺泡腔内有红细胞和白细胞（HE）

第四章 炎症
(Inflammation)

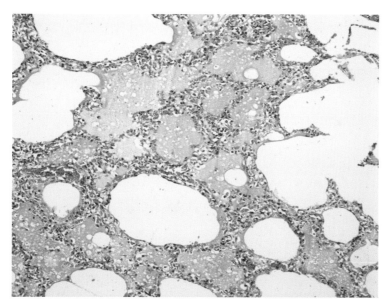

图 4－1－1 浆液性渗出

部分肺泡腔内含有均质、淡红染色的浆液。肺泡隔血管充血、炎性细胞浸润（HE）

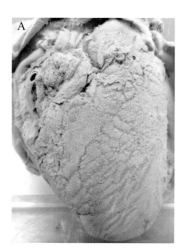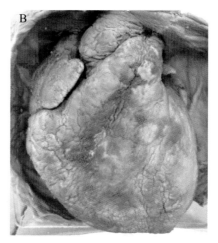

图 4－1－2 风湿性心外膜炎

脏、壁层心包表面可见灰白色绒毛状、细颗粒状或絮片状纤维素性渗出物。
纤维素性心外膜炎又称为"绒毛心"

133

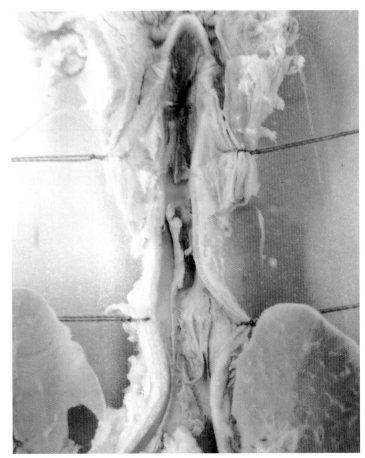

图 4-1-3　气管白喉

气管的部分黏膜表面有不规则灰白色膜片状物（纤维素）附着

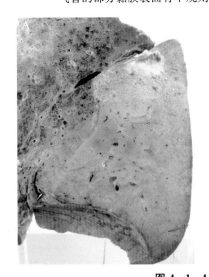

B

图 4-1-4　大叶性肺炎

病变肺叶体积增大，胸膜表面有灰黄色膜片状物（纤维素）附着，膜片状物
表面较光滑。病变肺组织切面呈灰白色或灰黄色，实变

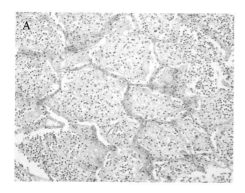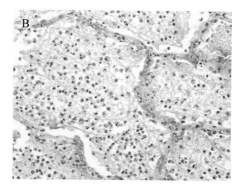

图 4-1-5 大叶性肺炎

肺组织结构存在，肺泡腔为炎性渗出物充填，主要为纤维素（红染条索/丝网状物）

（A：HE，低倍放大；B：HE，高倍放大）

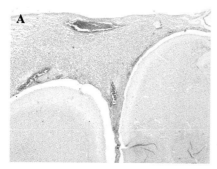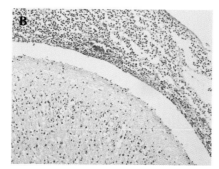

图 4-1-6 化脓性脑膜炎

蛛网膜下腔增宽，含大量渗出的中性粒细胞。蛛网膜下腔血管扩张充血

（A：HE，低倍放大；B：HE，中倍放大）

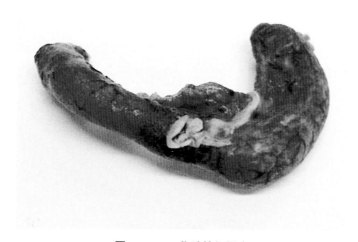

图 4-1-7 化脓性阑尾炎

病变阑尾肿胀，色灰红、暗褐。阑尾浆膜面血管充血

135

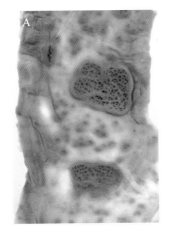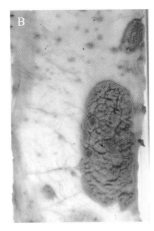

图 4-1-8 肠伤寒（髓样肿胀期）

肠壁集合淋巴组织增生，形成椭圆形或类圆形花坛状病变，其长轴多平行于肠道的长轴。
肠壁散在淋巴组织增生，致肠黏膜表面形成针头大小的凹陷，或呈不规则沟回状改变

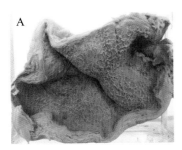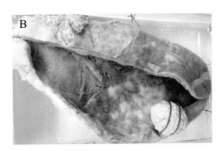

图 4-1-9 慢性胆囊炎

A. 胆囊体积增大，胆囊壁不规则增厚。胆囊黏膜面粗糙、颗粒状，
部分黏膜坏死、脱落、出血。B. 胆囊腔内有胆囊结石

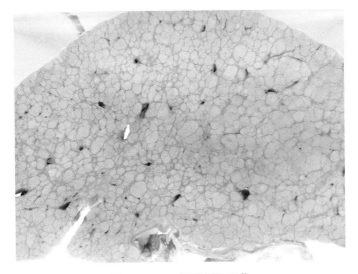

图 4-1-10 肝炎后肝硬化

肝体积缩小，切面呈结节状改变。再生肝细胞结节被纤细的
纤维组织分割包绕，形成特征性的假小叶

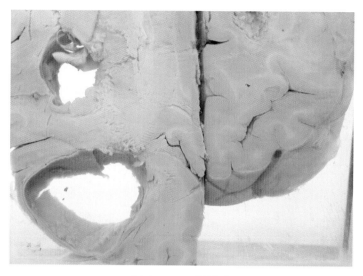

图 4-2-1 脑脓肿

脑组织切面见多个界限清楚的类圆形脓肿，其中脑组织液化坏死形成脓腔，
脓肿内壁欠光滑，可见灰黄色脓性渗出物附着

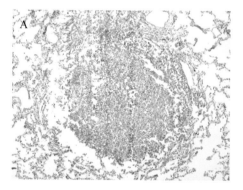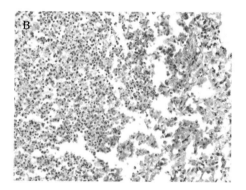

图 4-2-2 肺脓肿

肺组织中见一个局限性化脓性病灶（A：HE，低倍放大）。病变区域见大量
中性粒细胞浸润，原有肺组织结构被破坏（B：HE，高倍放大）

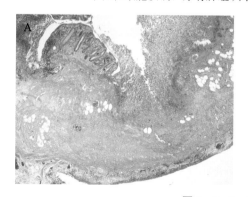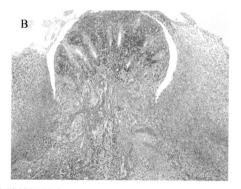

图 4-2-3 化脓性阑尾炎

阑尾各层组织有中性粒细胞浸润伴不同程度的组织坏死，间质血管充血、出血
（A：HE，低倍放大；B：HE，中倍放大）

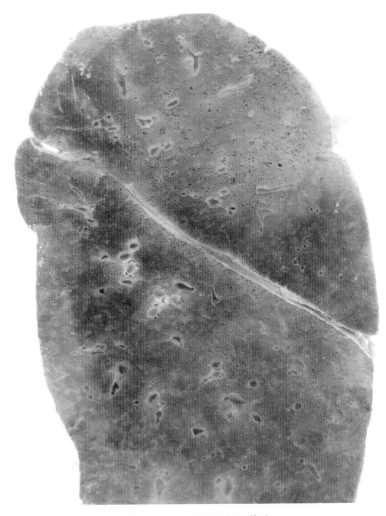

图 4-2-4 肺钩端螺旋体病

肺组织切面呈均匀一致的黑色，质地实变

（备注：出血组织经过福尔马林固定后呈现为黑色）

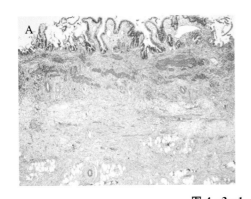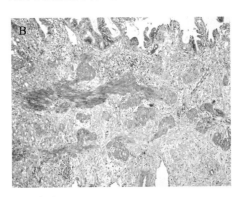

图 4-3-1 慢性胆囊炎

胆囊壁增厚，纤维组织增生，有不同程度的慢性炎性细胞浸润

（A：HE，低倍放大；B：HE，中倍放大）

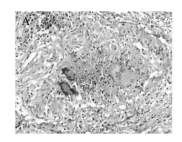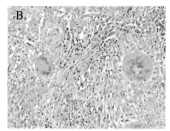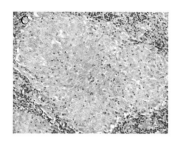

图 4-3-2　结核肉芽肿

肉芽肿主要由上皮样细胞和 Langhans 巨细胞构成（A、B），

伴有干酪样坏死（C）（HE，高倍放大）

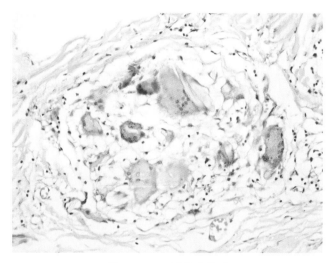

图 4-3-3　异物肉芽肿

肉芽肿主要由异物型多核巨细胞构成，一些巨细胞胞质内可见异物

（手术缝线）（HE，高倍放大）

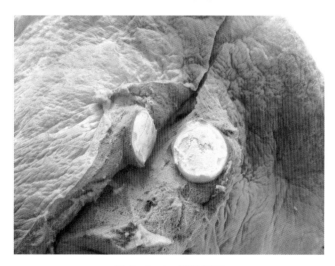

图 4-3-4　肺结核球

肺组织切面可见一灰白色结节状、球形病灶，与周围组织分界清楚，质地硬

第五章　肿瘤
（Neoplasm）

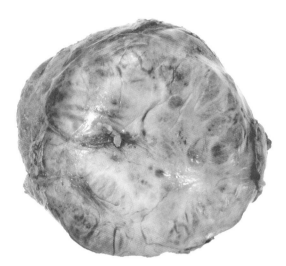

图 5-1-1　卵巢黏液性囊腺瘤（整体）

灰白灰红囊性肿物一个，有光滑完整的纤维性被膜，

表面血管扩张充血

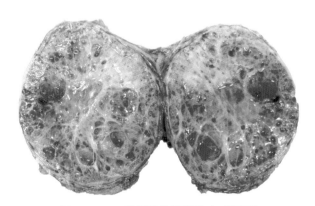

图 5-1-2　卵巢黏液性囊腺瘤（切面）

切面见多个大小不等的囊腔，囊内充满透明的胶冻样黏液，

内壁光滑，局灶可见出血

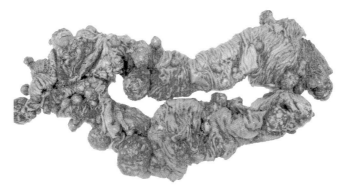

图 5-1-3 结肠多发腺瘤（1）

结肠黏膜表面多个息肉状肿物突向肠腔，直径 0.5～4cm。息肉较小者，根部有细蒂与
肠黏膜相连。另见多个较大的类圆形隆起型肿物，底部固定，提示腺瘤性息肉癌变

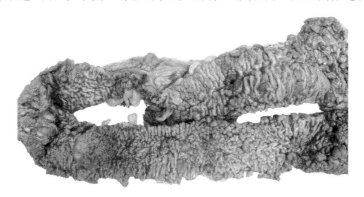

图 5-1-4 结肠多发腺瘤（2）

结肠黏膜表面密布多个息肉状肿物，突向肠腔，直径 0.3～3.5cm。多数息肉较小，根部有细蒂与
肠黏膜相连。最大者息肉表面呈绒毛状，底部固定，提示癌变

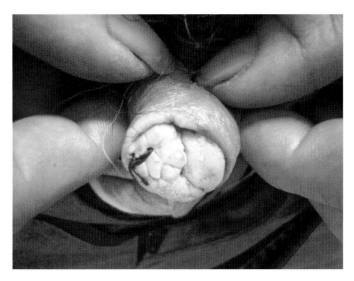

图 5-1-5 阴茎癌

阴茎龟头部灰白色菜花状肿块，表面呈细乳头状，破坏正常组织

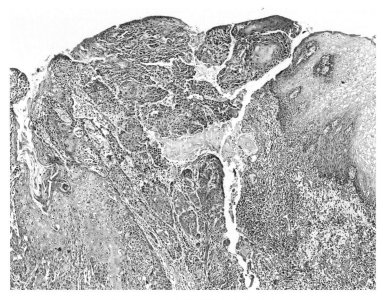

图 5－1－6　食管鳞状细胞癌（1）

肿瘤细胞形成大小不等的癌巢，失去正常鳞状上皮极向（对比右侧正常鳞状上皮），
可见角化珠。癌巢被结缔组织分隔包绕，癌组织向深层组织浸润，
肿瘤周围可见较多淋巴细胞浸润（HE）

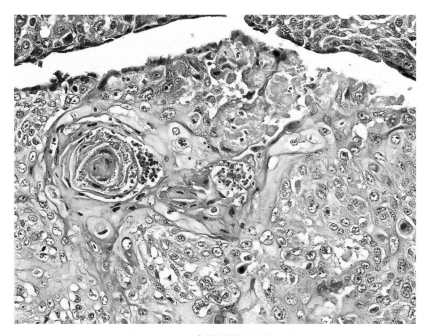

图 5－1－7　食管鳞状细胞癌（2）

中～低分化鳞状细胞癌，肿瘤细胞形状及排列均不规则，核大，核仁清楚，
核浆比增高，可见较多核分裂及病理性核分裂。肿瘤细胞排列呈葱皮样，
中心为葱皮状红色角化物质，称为角化珠（HE）

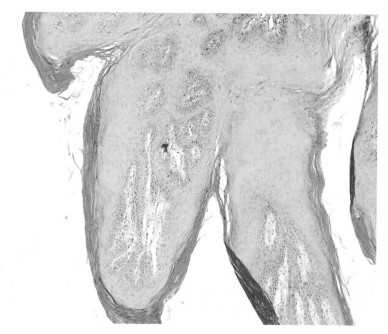

图 5-1-8 皮肤乳头状瘤 (1)

肿瘤向皮肤表面呈乳头状生长，乳头由增生的鳞状上皮细胞覆盖，
可有角化过度或角化不全，乳头的轴心为结缔组织和血管（HE）

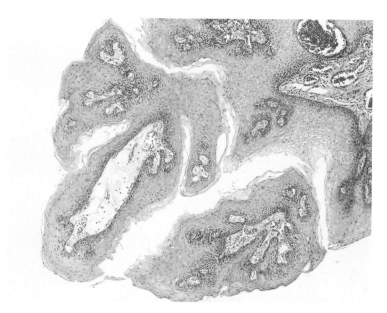

图 5-1-9 皮肤乳头状瘤 (2)

肿瘤细胞（鳞状上皮细胞）的排列仍部分保留正常鳞状上皮极向，
仍可分基底层、棘层、颗粒层及角质层，细胞异型性不明显（HE）

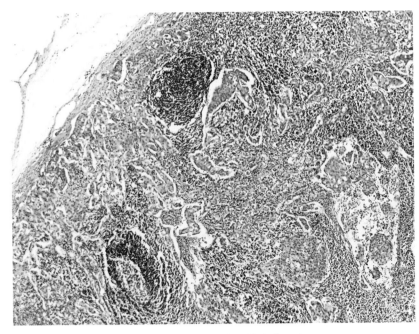

图 5-2-1　淋巴结转移性腺癌（1）

淋巴结内可见大片转移性癌细胞呈腺管状或巢状排列，淋巴结转移性癌首先转移至
淋巴结被膜下窦。肿瘤细胞团巢周围为正常淋巴组织（HE）

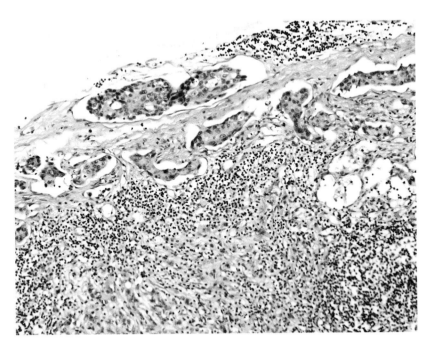

图 5-2-2　淋巴结转移性癌（2）

淋巴结被膜下窦可见癌组织。癌细胞体积大，胞质丰富，核仁明显。注意和淋巴结内的
窦组织细胞区别。癌细胞团巢周围染色较深的为正常淋巴组织（HE）

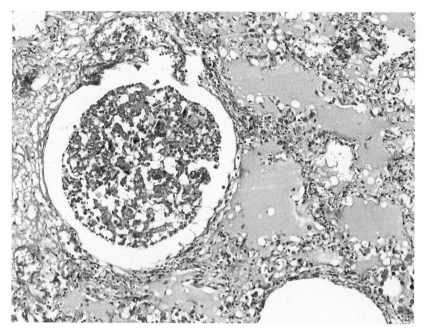

图 5-2-3　肺癌栓（1）

肺小血管及毛细血管内有成团的癌细胞（HE）

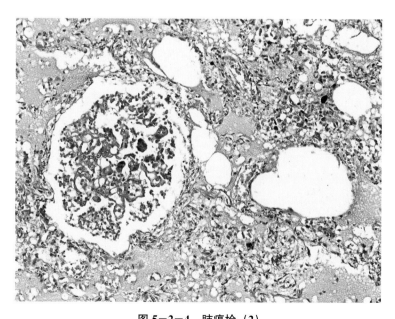

图 5-2-4　肺癌栓（2）

肺小血管及毛细血管内有成团的癌细胞。癌细胞体积大，胞质丰富，
核仁明显，可见多核瘤巨细胞（HE）

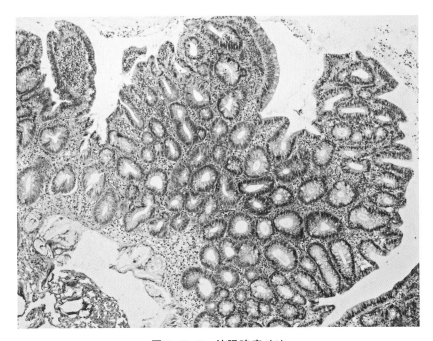

图 5-3-1　结肠腺瘤（1）

肿瘤向黏膜表面生长，由增生密集的腺体组成，腺体大小不等，排列紊乱。
腺体间为结缔组织。（HE）

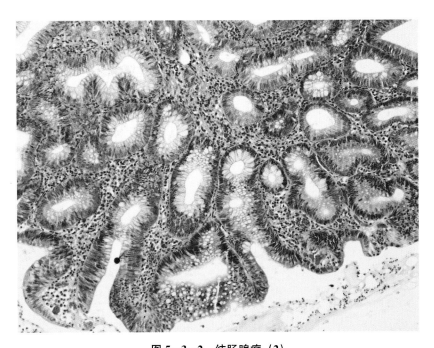

图 5-3-2　结肠腺瘤（2）

肿瘤细胞呈高柱状，胞质内含黏液空泡，细胞核呈杆状、栅栏状排列，
细胞有异型性，但不明显。（HE）

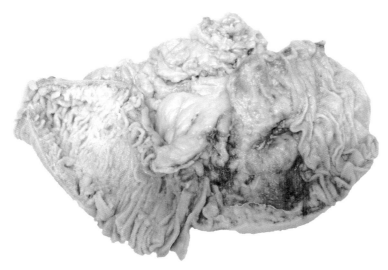

图 5-3-3　结直肠腺癌（1）

肠管一段，黏膜面见一不规则的巨大溃疡型肿块，
溃疡处肠黏膜正常皱襞消失，底部高低不平，
局灶可见出血坏死，溃疡边缘隆起

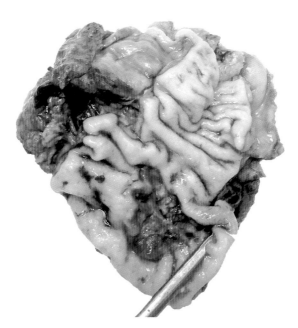

图 5-3-4　结直肠腺癌（2）

带肠周脂肪的肠管一段，紧邻一侧切缘黏膜面见一不规则的
溃疡型肿块，溃疡底部高低不平，可见出血、坏死，
周围肠黏膜光滑，可见正常结肠皱襞

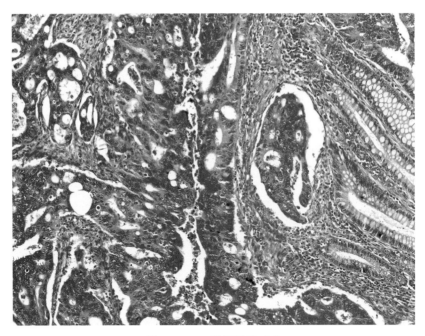

图 5－3－5　结肠腺癌（1）

肿瘤性腺体大小不等，形态极不规则，排列紊乱，

呈线状或筛状排列，破坏正常肠壁结构（HE）

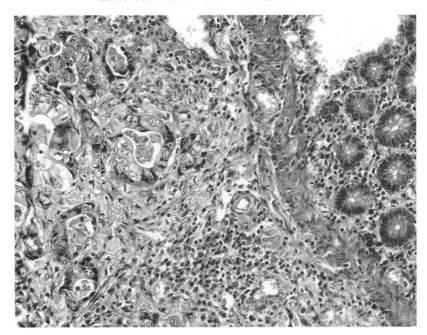

图 5－3－6　结肠腺癌（2）

癌细胞大小不等，呈立方状或低柱状，单层或多层排列，细胞分界不清。

核增大，大小和形态不一，核染色质增多，呈粗颗粒状，核膜增厚，

常可见明显核仁（对比右侧正常腺体）（HE）

图 5－3－7　腺癌细胞学涂片

腹膜腔积液（腹水）涂片，背景可见淋巴细胞和间皮细胞，其中可见核偏位的异型细胞或
细胞团。成团的细胞排列紧密，细胞团边缘光滑，视野中央可见一个较大的
腺癌细胞，体积大，核大偏位，核浆比增高（HE）

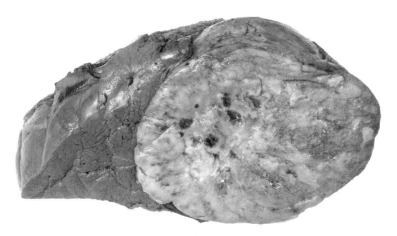

图 5－3－8　原发性肝细胞癌（1）

肝脏明显增大。切面可见肝被膜下一巨大肿块，
切面灰白、灰黄、实性，局灶可见出血坏死

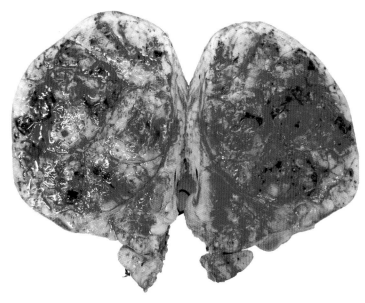

图 5-3-9　原发性肝细胞癌（2）

肝脏明显增大，切面可见肝被膜下一巨大肿块，切面灰白、灰黄，
实性，出血、坏死明显，周围正常肝脏组织内可见卫星结节

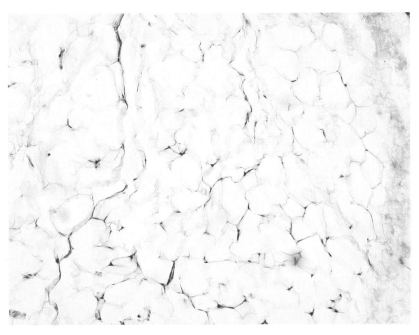

图 5-4-1　脂肪瘤

类似正常脂肪组织，灶区可见纤维分隔。肿瘤由较成熟的脂肪细胞构成，
细胞内见脂肪空泡，细胞核小，位于细胞周边（HE）

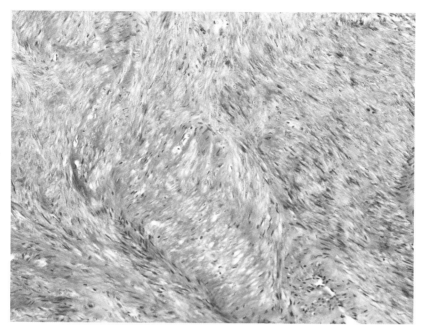

图 5－4－2　子宫平滑肌瘤（1）

由梭形肿瘤细胞构成，形态较一致，排列呈束状、
编织状、旋涡状，与正常组织分界清楚（HE）

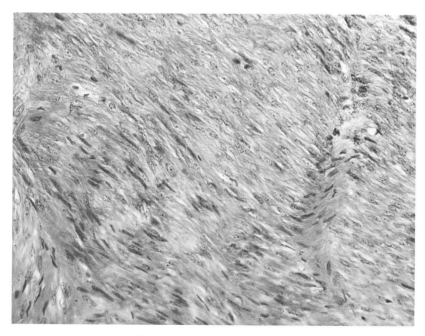

图 5－4－3　子宫平滑肌瘤（2）

肿瘤细胞呈梭形，细胞异型性小，形态似正常平滑肌细胞，细胞核呈长杆状，两端钝圆，
胞质红染；细胞排列呈束状、编织状，核分裂罕见（HE）

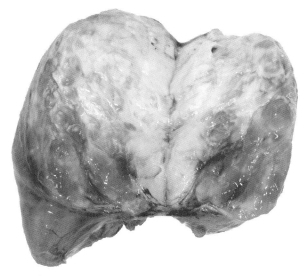

图 5-4-4　脂肪肉瘤 (1)

肿瘤体积较大, 呈多结节状或分叶状, 有菲薄的纤维性被膜。
切面见肿瘤呈黄色或半透明胶冻状, 部分区域呈灰白实性。

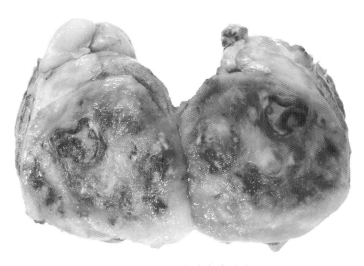

图 5-4-5　脂肪肉瘤 (2)

肿瘤呈结节状, 有菲薄的纤维性被膜, 肿瘤切面呈黄色,
局灶可见出血、坏死等继发改变

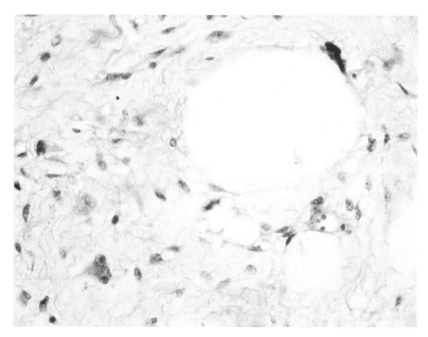

图 5-4-6 脂肪肉瘤

由较成熟的脂肪细胞及数量不等的脂肪母细胞组成（HE）

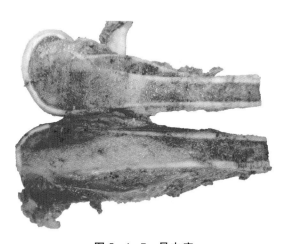

图 5-4-7 骨肉瘤

长骨干骺端见梭形肿块，切面见瘤组织呈灰白色及淡红色，鱼肉状，
伴出血、坏死，侵犯骨皮质、骨髓腔及周围软组织，掀起外膜，
在骨皮质表面可见纤细的灰白新生骨

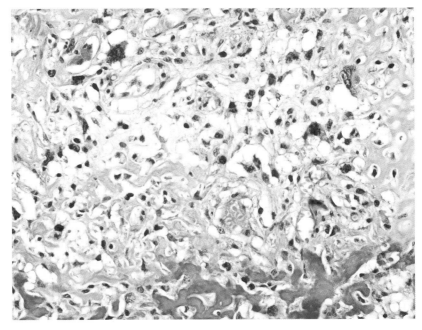

图 5－4－8　骨肉瘤

肿瘤细胞异型性明显，形态多样，核大、深染，核仁明显，可见多核瘤巨细胞，
核分裂易见，可见病理性核分裂，肿瘤细胞间可见红染花边状肿瘤性骨样组织（HE）

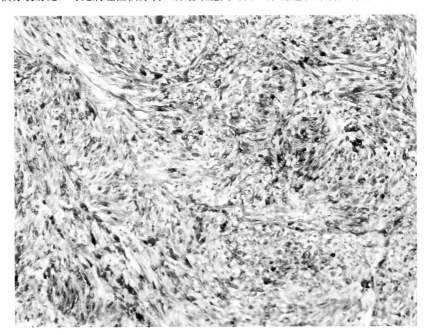

图 5－5－1　恶性黑色素瘤（1）

瘤细胞形态多样，圆形、多边形或梭形，排列成巢状、
条索状或腺泡状。可见较多色素（HE）

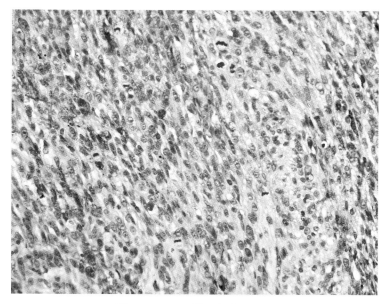

图 5-5-2　恶性黑色素瘤（2）

肿瘤细胞胞质丰富，核大、深染，核仁大、明显，核分裂象多见，可见瘤巨细胞。
肿瘤细胞多为上皮样，呈巢状排列，也可为梭形，呈束状排列，二者间可有移行。
肿瘤细胞内有较多黑色素颗粒（HE）

第六章 心血管系统疾病
(Diseases of cardiovascular system)

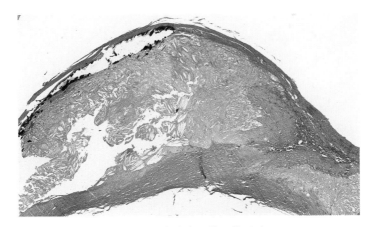

图 6-1 主动脉粥样斑块 (1)

斑块表面纤维帽凸向血管腔，其下为粥样核心，底部动脉中膜变薄 (HE)

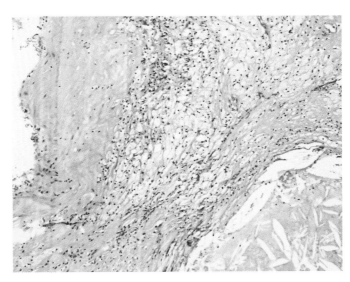

图 6-2 主动脉粥样斑块 (2)

右下为粥样核心，可见胆固醇裂隙，周边见较多泡沫细胞及
一些慢性炎性细胞，间质纤维增生 (HE)

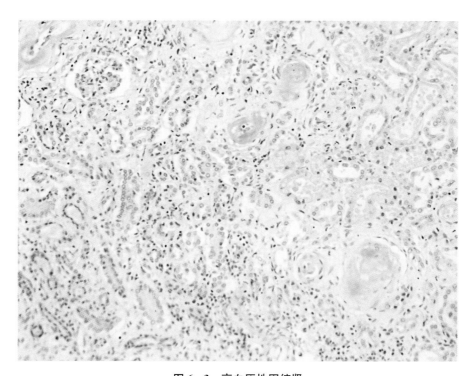

图 6－3　高血压性固缩肾

右下见纤维化、玻变的肾小球，左上及上方见小动脉壁硬化、玻变（HE）

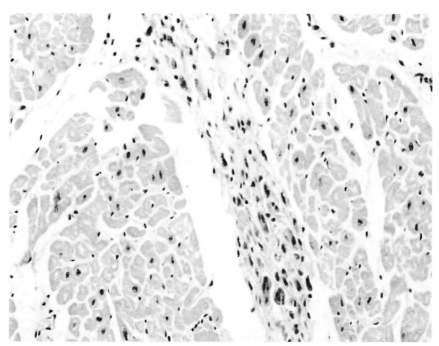

图 6－4　风湿性心肌炎

风湿肉芽肿位于心肌间质小血管旁，由单核、
双核或多核风湿细胞聚集而成（HE）

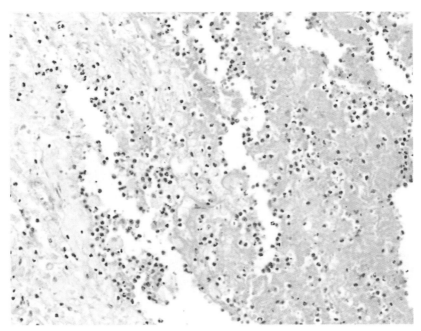

图 6-5 亚急性细菌性心内膜炎

纤维素及血小板构成白色血栓，可见较多中性粒细胞渗出（HE）

第七章　呼吸系统疾病
(Diseases of respiratory system)

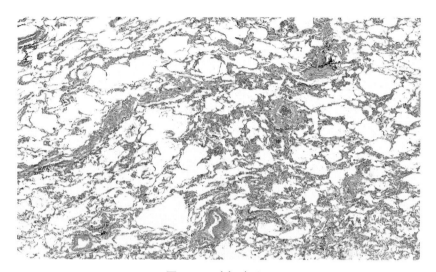

图 7−1　肺气肿（1）

肺组织含气量过多，肺泡管、肺泡囊和肺泡过度扩张，结构变形（HE）

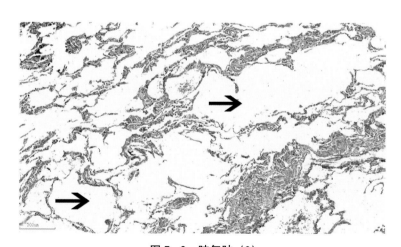

图 7−2　肺气肿（2）

肺泡管和肺泡囊扩张，周围肺泡壁变窄并断裂（HE）

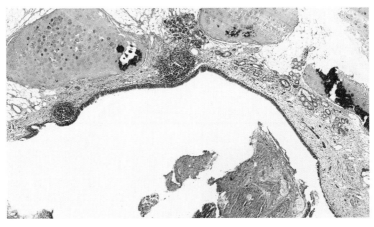

图 7-3　支气管扩张症

支气管管腔扩张，腔内见出血及较多炎性渗出；可见纤毛柱状上皮和
支气管壁慢性炎症（HE）

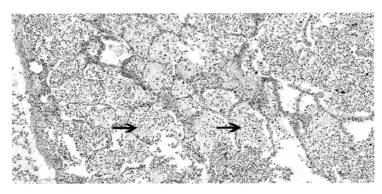

图 7-4　大叶性肺炎（1）

肺泡轮廓完整，箭头示肺泡腔内大量炎性渗出充填（HE）

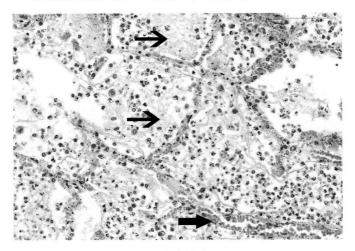

图 7-5　大叶性肺炎（2）

肺泡腔内可见较多中性粒细胞、组织细胞。细箭头示大量细丝状纤维素，
粗箭头示肺泡间隔毛细血管充血（HE）

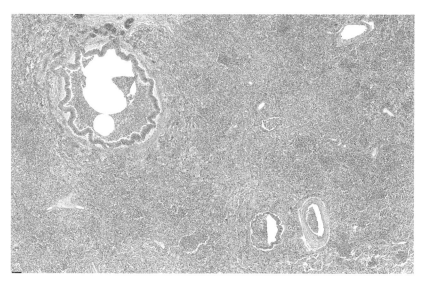

图 7-6　小叶性肺炎（1）

多个病灶呈片状分布（HE）

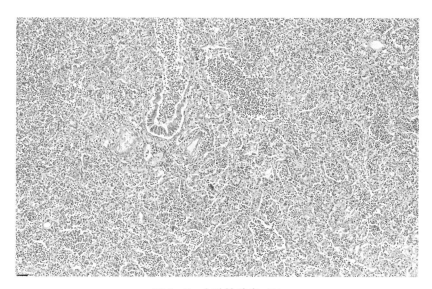

图 7-7　小叶性肺炎（2）

肺组织正常结构破坏，可见残存的细支气管管壁和模糊的肺泡结构，
细支气管管腔和肺泡腔内见大量中性粒细胞和淋巴细胞（HE）

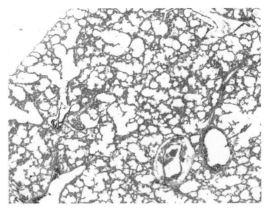

图 7-8　间质性肺炎（1）

与左上方少量正常肺组织相比，多数肺泡间隔增宽，
肺泡腔内未见明显炎性渗出（HE）

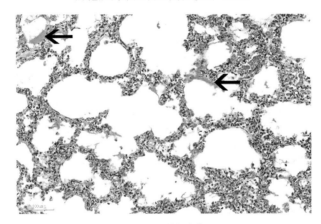

图 7-9　间质性肺炎（2）

肺泡间隔增宽，其内血管充血，伴较多淋巴细胞、单核细胞浸润，
箭头示少数病例肺泡内有透明膜形成（HE）

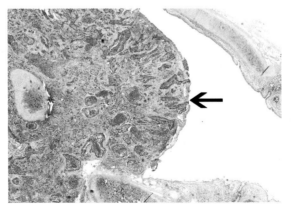

图 7-10　肺鳞状细胞癌（1）

右上角可见支气管壁及软骨结构，箭头示肿物浸润破坏支气管壁，
部分区域突入支气管腔内，其内可见较多鳞状细胞癌巢团（HE）

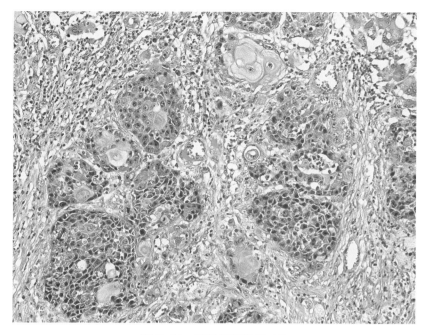

图 7－11　肺鳞状细胞癌 (2)

癌细胞具较大异型性，巢团中央可见角化珠形成（HE）

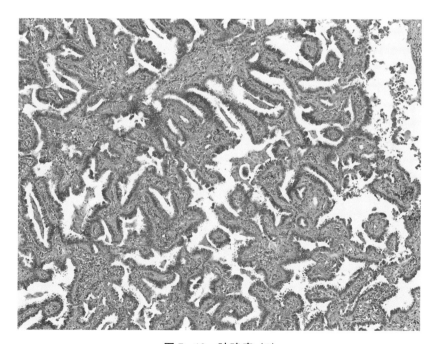

图 7－12　肺腺癌 (1)

癌细胞排列成乳头和腺泡结构（HE）

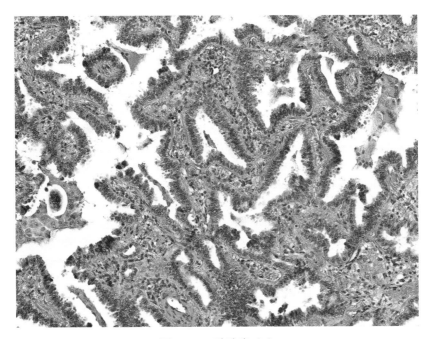

图 7-13 肺腺癌（2）

癌细胞异型性大，核浆比高，肺间质内见腺泡状癌组织浸润性生长（HE）

第八章 消化道疾病
（Diseases of digestive tract）

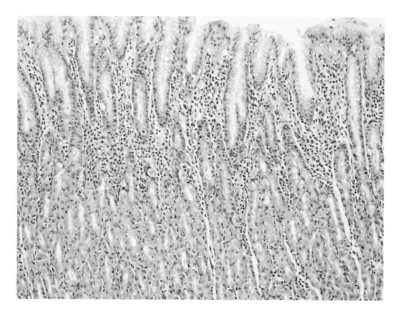

图 8－1 慢性浅表性胃炎

以黏膜浅层淋巴细胞、浆细胞为主的慢性炎性细胞浸润（HE）

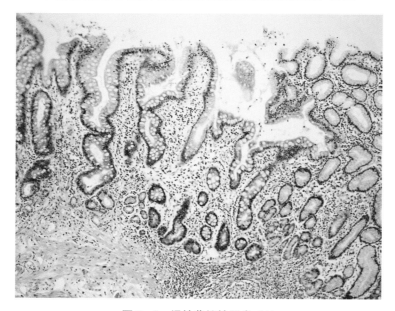

图 8－2 慢性萎缩性胃炎 （1）

黏膜固有层内慢性炎性细胞浸润，固有腺体数量减少（HE）

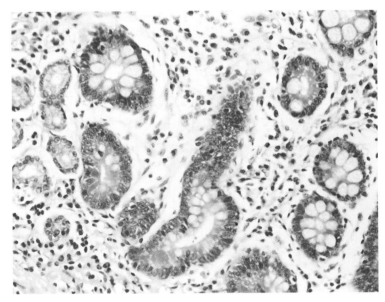

图 8−3　慢性萎缩性胃炎（2）

固有腺体肠上皮化生（可见杯状细胞及潘氏细胞）（HE）

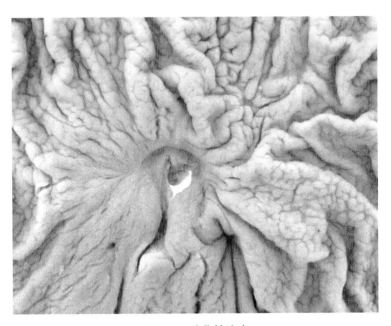

图 8−4　消化性溃疡

胃小弯溃疡，边缘整齐，不隆起。黏膜皱襞从溃疡向周围呈放射状，

底部平坦，深达肌层

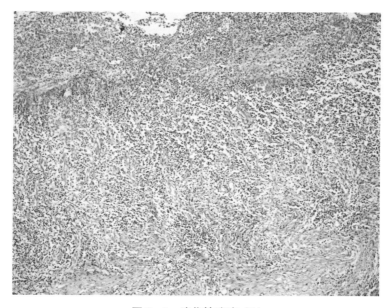

图 8-5 消化性溃疡 (1)

溃疡由内向外分为四层,即炎症层、坏死层、肉芽组织层和瘢痕层 (HE)

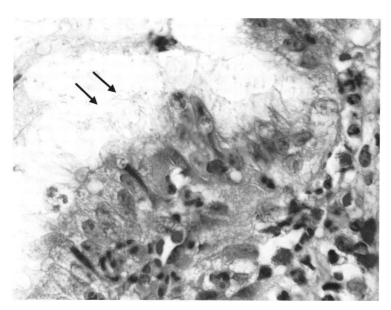

图 8-6 消化性溃疡 (2)

胃小凹内见幽门螺杆菌 (箭头示) (HE)

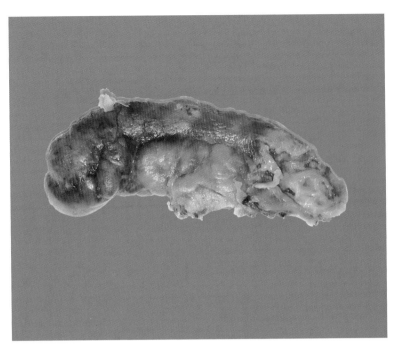

图 8-7　急性化脓性阑尾炎

阑尾轻度肿胀，呈红色，浆膜面充血，被覆脓液

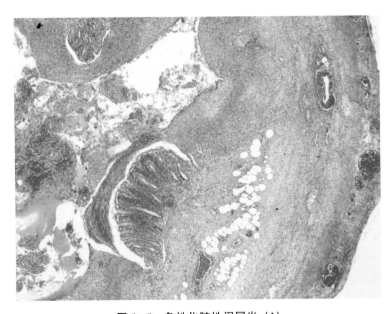

图 8-8　急性化脓性阑尾炎（1）

阑尾壁充血，黏膜部分坏死，黏膜至浆膜炎性细胞浸润（HE）

168

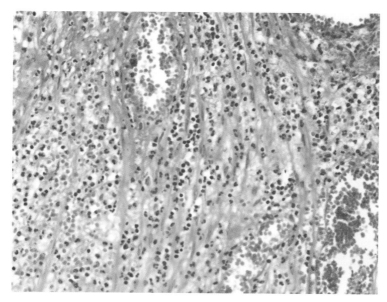

图8-9　急性化脓性阑尾炎（2）

阑尾肌层内见大量中性粒细胞浸润（HE）

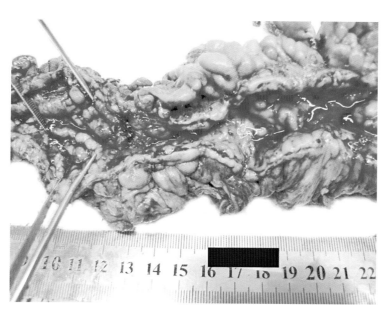

图8-10　克罗恩病

肠壁增厚，肠腔狭窄，肠黏膜面见裂隙状溃疡，周围黏膜水肿

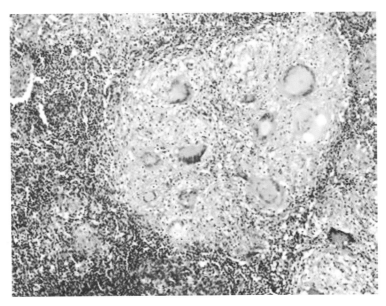

图 8-11　克罗恩病

非干酪样坏死性肉芽肿（HE）

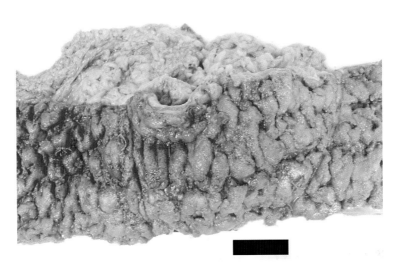

图 8-12　溃疡性结肠炎

肠黏膜面见浅溃疡相互融合，周围黏膜被分割呈假息肉样外观

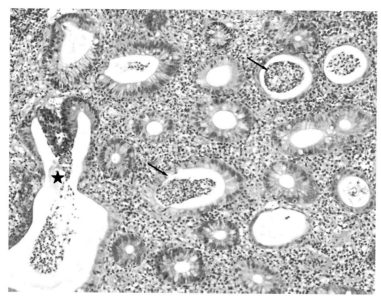

图 8-13　溃疡性结肠炎

可见隐窝脓肿（箭头示）及腺体分支（星形示）（HE）

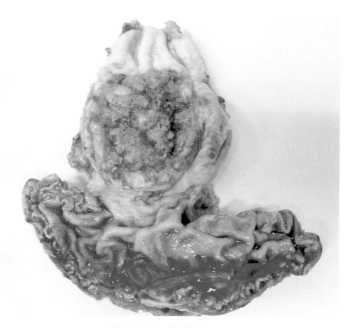

图 8-14　食管癌

食管下段黏膜面可见一隆起型肿物，累及食管壁

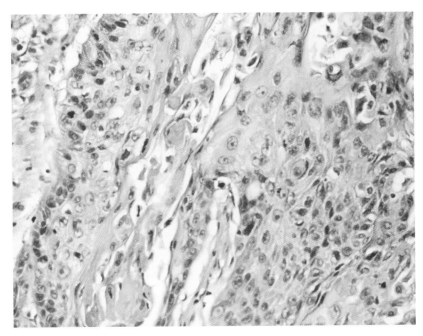

图 8－15　食管鳞状细胞癌

癌细胞呈浸润性生长，排列呈巢团状，中央可见角化，细胞异型性明显（HE）

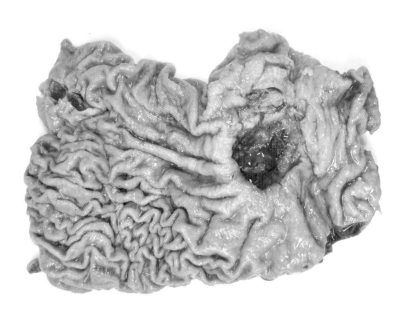

图 8－16　胃癌

胃窦小弯溃疡型肿物，边缘隆起，底部凹凸不平

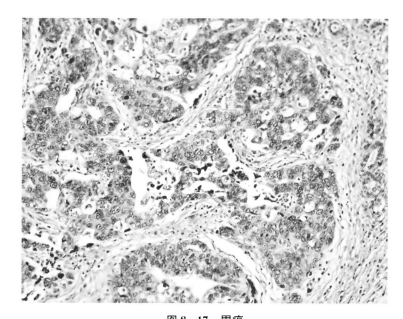

图 8-17 胃癌

癌细胞浸润性生长，呈腺样及筛状排列，周围可见促纤维增生反应，
细胞核浆比例高，核分裂易见（HE）

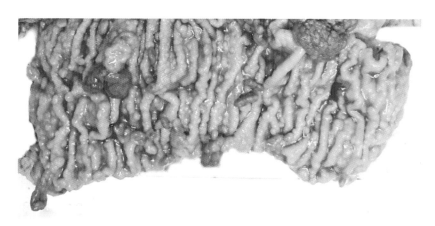

图 8-18 结肠管状腺瘤

肠黏膜面见多发带蒂息肉，息肉表面光滑或呈桑葚状

173

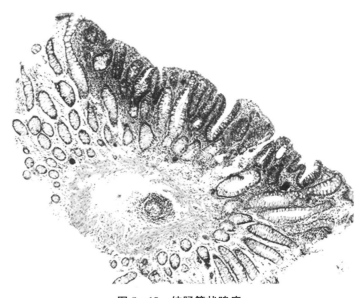

图 8－19　结肠管状腺瘤

部分腺体细胞拥挤，细胞核深染，拉长呈笔杆状（HE）

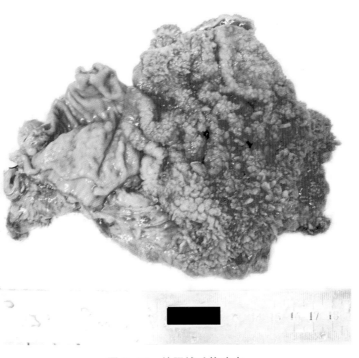

图 8－20　结肠绒毛状腺瘤

肠黏膜面见一广基息肉，体积大，表面呈绒毛状或细乳头状

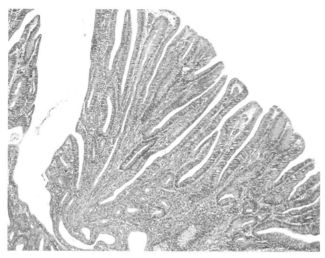

图 8-21 结肠绒毛状腺瘤

腺体拉长呈指状或乳头状，细胞拥挤、深染，核拉长呈笔杆状（HE）

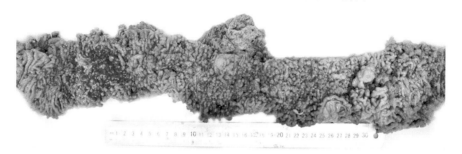

图 8-22 家族性腺瘤性息肉病

全结肠黏膜面密布大小不等的息肉

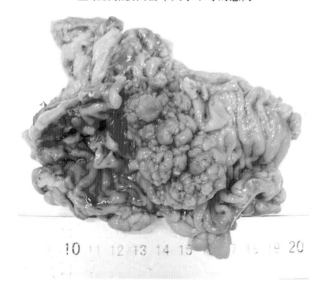

图 8-23 隆起型结肠癌

黏膜面见一隆起型新生物

175

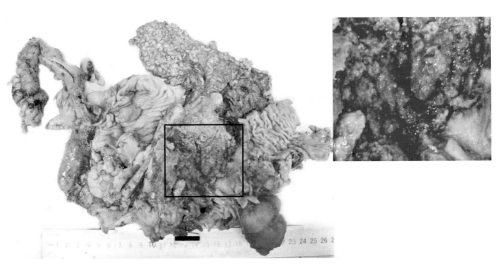

图 8-24　胶样型结肠癌

黏膜面见一胶样型新生物（右图为左图局部放大）

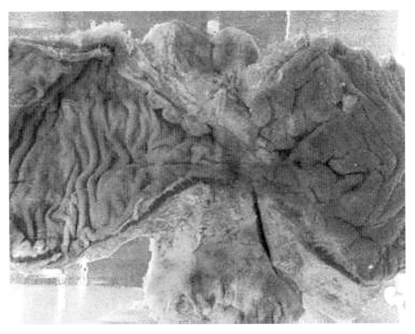

图 8-25　浸润型结肠癌

黏膜面见一缩窄型新生物

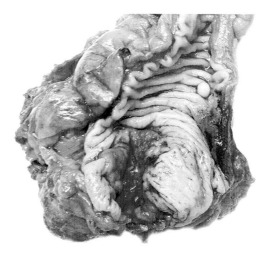

图 8－26　溃疡型结肠癌

黏膜面见一溃疡型新生物

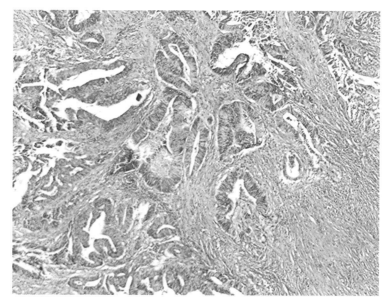

图 8－27　结肠腺癌

癌细胞排列成不规则腺管样结构，可见流产型腺体（HE）

第九章 肝脏、胆道及胰腺疾病
（Diseases of liver，biliary tract and exocrine pancreas）

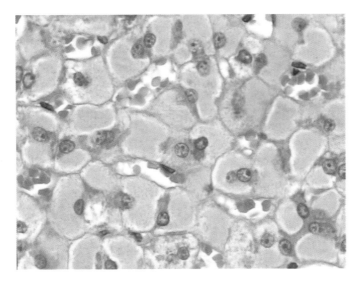

图 9-1 乙肝病毒携带者（1）
肝细胞胞质呈毛玻璃样改变（HE，高倍放大）

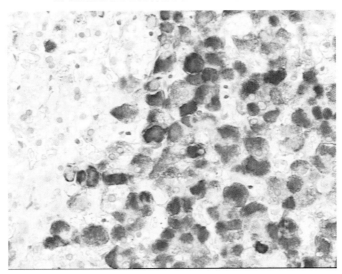

图 9-2 乙肝病毒携带者（2）
免疫组化染色示毛玻璃样肝细胞胞质内乙肝病毒表面抗原阳性，
呈棕褐色颗粒沉积（HBsAg，中倍放大）

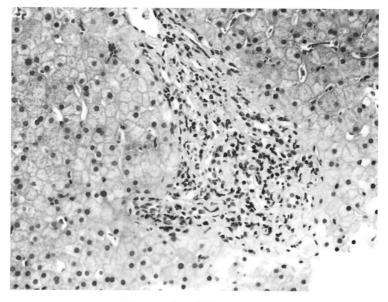

图 9-3 轻度慢性肝炎 (1)

界板欠完整，汇管区少量炎性细胞浸润，纤维组织轻度增生（HE，中倍放大）

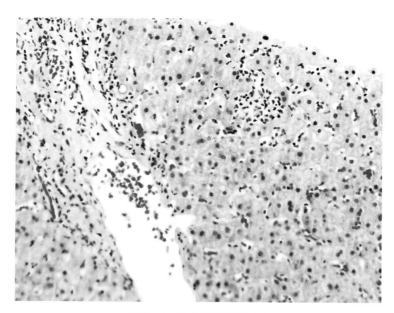

图 9-4 轻度慢性肝炎 (2)

小叶内灶状坏死，轻度碎片状坏死，汇管区少量炎性细胞浸润，
纤维组织轻度增生（HE，中倍放大）

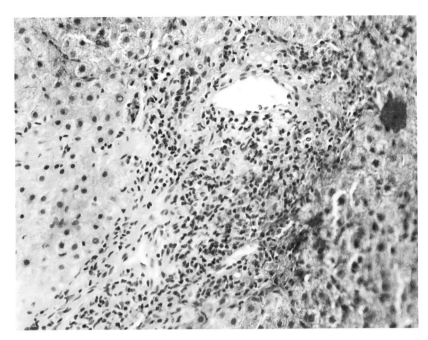

图 9-5　中度慢性肝炎（1）

中度碎片状坏死，汇管区炎性细胞浸润，纤维组织增生，
汇管区扩大（HE，中倍放大）

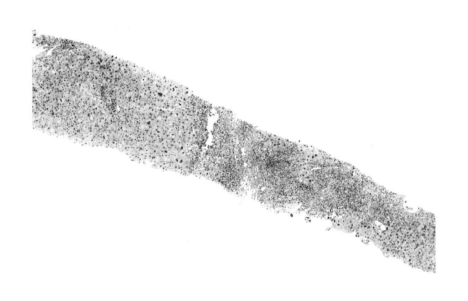

图 9-6　中度慢性肝炎（2）

碎片状坏死，可见桥接坏死，纤维间隔形成，小叶结构紊乱，
但无肝硬化形成（HE，低倍放大）

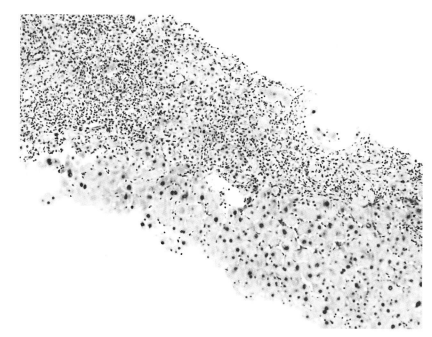

图 9-7　中度慢性肝炎（3）

上图的中倍，显示中-重度碎片状坏死（HE，中倍放大）

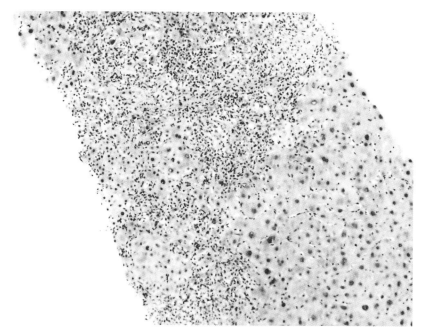

图 9-8　重度慢性肝炎

汇管区及小叶周边纤维组织增生，伴较多淋巴细胞、单核细胞浸润，界板重度碎片状坏死。

增生的纤维组织向小叶内伸展、分割并破坏正常小叶结构，有假小叶形成倾向

（HE，中倍放大）

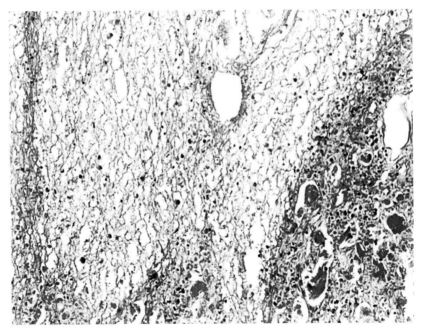

图9-9 急性重型肝炎

肝细胞大片坏死，溶解消失，网状支架残留，右下可见未溶解的
坏死肝细胞及少量淋巴细胞浸润（HE，低倍放大）

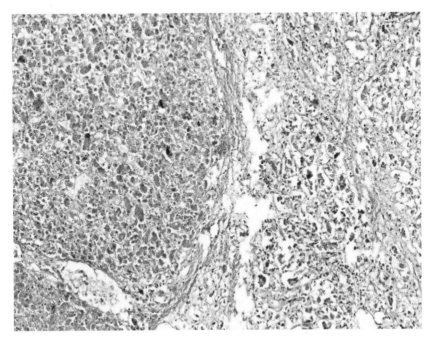

图9-10 慢性重型肝炎

在结节性肝硬化背景上，可见肝细胞大片坏死，
黄绿色胆汁淤积，小胆管增生（HE，低倍放大）

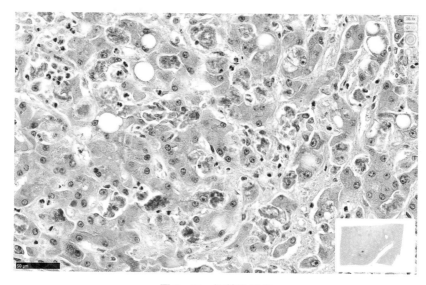

图 9−11　酒精性肝病

点灶状坏死，伴中性粒细胞浸润。少数肝细胞胞质内可见
嗜酸性 Mallory 小体形成（HE，高倍放大）

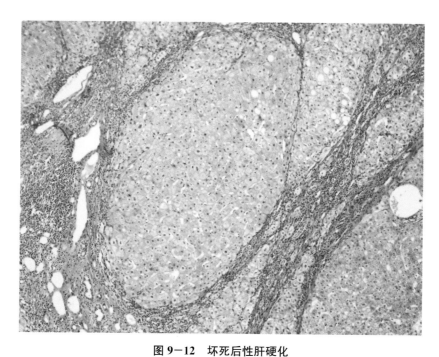

图 9−12　坏死后性肝硬化

图中央为纤维隔包绕形成的假小叶，肝细胞索失去正常肝小叶的
放射状排列结构，无中央静脉（HE，低倍放大）

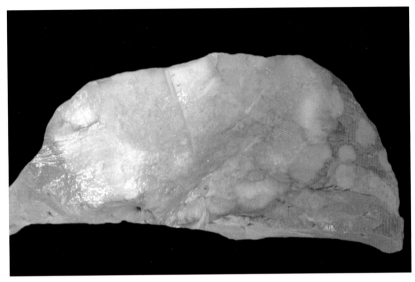

图 9-13　巨块型肝细胞癌

肿瘤切面呈灰白色，实性，质硬，边界不清。周边可见卫星灶

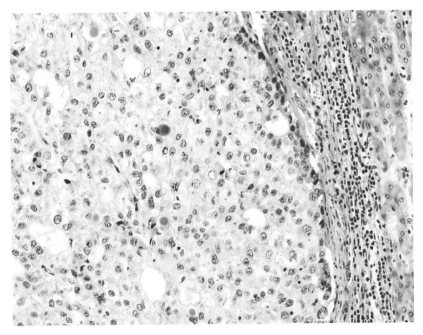

图 9-14　中分化肝细胞癌

左边为肝癌，右边为癌旁肝组织。癌细胞呈梁索状或片团状排列，
部分可见腺腔形成，腔内可见嗜伊红蛋白分泌物。癌细胞核增大，大小不规则，
异型性明显（HE，中倍放大）

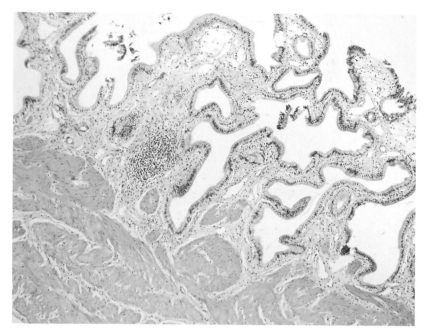

图 9-15 胆石症伴慢性胆囊炎

胆囊上皮增生，囊壁纤维性增厚，伴慢性炎性细胞浸润（HE，低倍放大）

第十章 淋巴造血系统疾病
(Diseases of hematopoietic and lymphoid system)

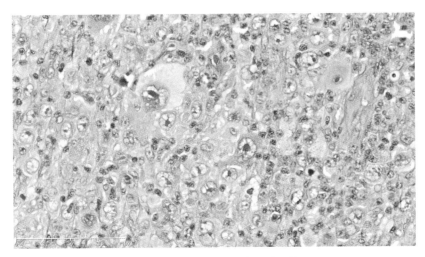

图 10-1 霍奇金淋巴瘤之淋巴结

淋巴结结构破坏。散在 R-S 细胞、单核或多核瘤巨细胞等肿瘤细胞。
可见数量不等的淋巴细胞、浆细胞、嗜酸性粒细胞和
组织细胞等反应性背景细胞成分（HE）

图 10-2 非霍奇金淋巴瘤

本图示滤泡淋巴瘤。淋巴结结构破坏。肿瘤细胞成分较单一，
形态较一致，呈滤泡样结节状形态（HE）

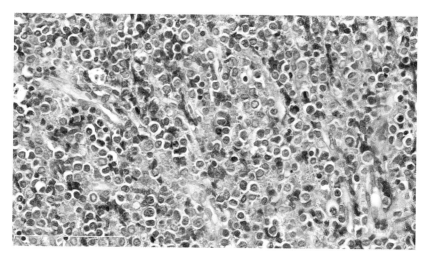

图 10－3　急性髓系白血病累及淋巴结

淋巴结结构破坏，大量幼稚粒细胞浸润（HE)

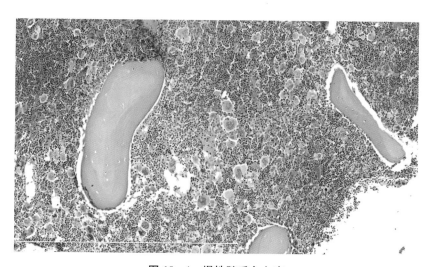

图 10－4　慢性髓系白血病

骨髓有核细胞增生明显活跃，取代骨髓脂肪组织，各分化阶段粒细胞均可见，
以分叶核和杆状核粒细胞为主，巨核细胞数量亦明显增加（HE)

第十一章 泌尿系统疾病
(Diseases of urinary system)

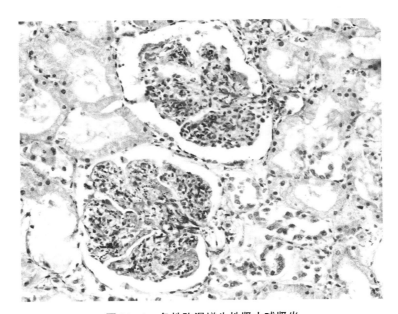

图 11-1 急性弥漫增生性肾小球肾炎

肾小球体积增大，细胞数量显著增多，系膜细胞和内皮细胞增生，
伴中性粒细胞浸润（HE）

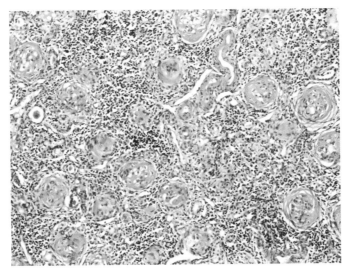

图 11-2 慢性硬化性肾小球肾炎

肾小球广泛球性硬化伴透明变性，肾小管萎缩，间质纤维组织
增生伴淋巴细胞和浆细胞浸润，小动脉壁增厚伴透明变性（HE）

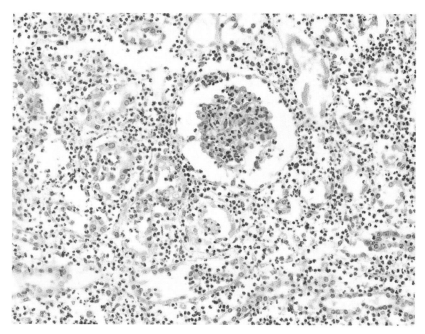

图 11-3　急性肾盂肾炎

肾间质水肿，伴大量中性粒细胞浸润，肾小管上皮细胞坏死，

肾小球有少量炎性细胞浸润（HE）

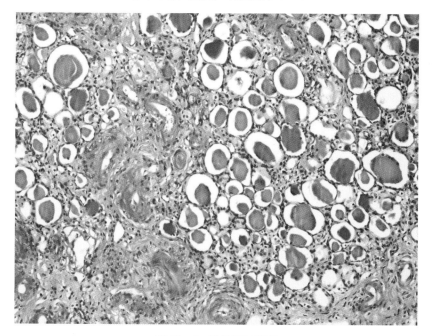

图 11-4　慢性肾盂肾炎

部分肾小管萎缩消失，部分肾小管扩张，腔内有红色胶样管型，呈"甲状腺化"改变；

间质纤维组织增生伴少量炎性细胞浸润；小动脉壁增厚伴透明变性（HE）

189

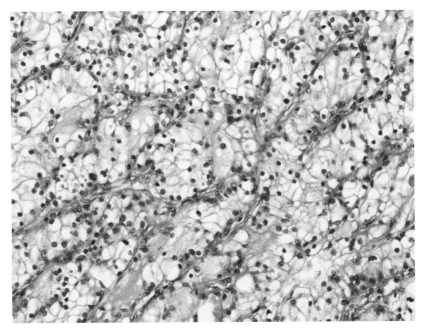

图 11-5　透明细胞肾细胞癌

癌细胞呈片团状生长，被纤细的毛细血管网分隔，癌细胞呈圆形或多边形，
边界较清楚，胞质透明，核居中，染色较深，有的可见核仁（HE）

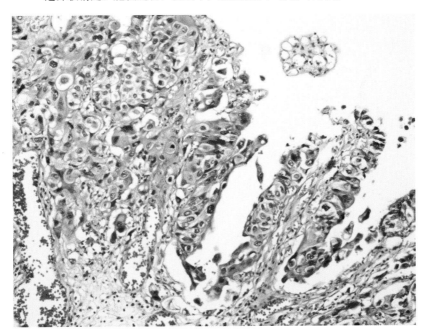

图 11-6　膀胱尿路上皮癌

癌细胞形成乳头状结构，或呈浸润性生长，胞质透明或嗜伊红，
核大，可见散在核分裂（HE）

第十二章　生殖系统和乳腺疾病
（Diseases of reproductive system and mammary gland）

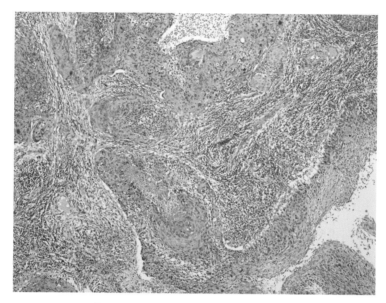

图 12-1-1　子宫颈浸润性鳞状细胞癌

间质中浸润性生长癌巢。于宫颈表面鳞状上皮异型增生、原位癌形成（HE）

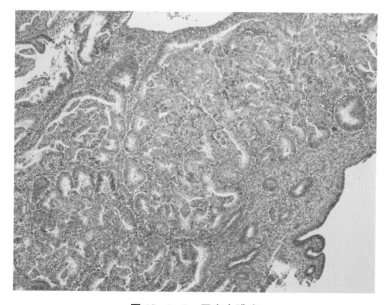

图 12-1-2　子宫内膜癌

腺体不规则、排列紊乱。癌细胞异型性明显。
腺体间正常子宫内膜间质明显减少或消失（HE）

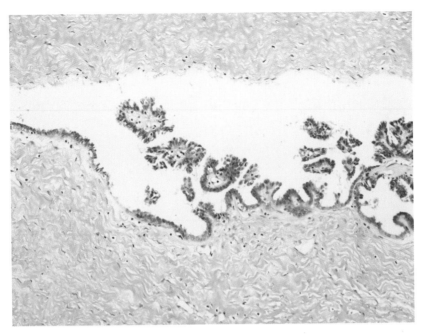

图 12-1-3 卵巢浆液性囊腺瘤（1）

囊腔被覆上皮为单层立方状或柱状上皮，胞质红染（HE）

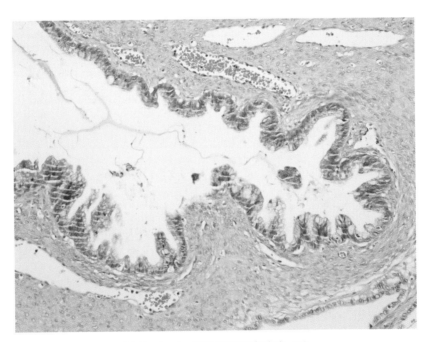

图 12-1-4 卵巢黏液性囊腺瘤（2）

囊腔被覆单层高柱状上皮，细胞核位于基底部，胞质内含黏液（HE）

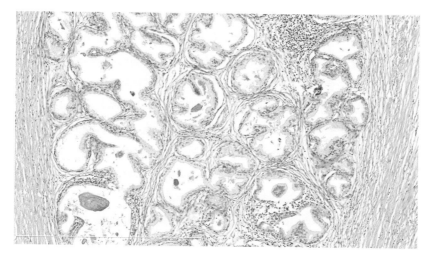

图 12-2-1　良性前列腺增生（结节性增生）

增生的腺体形成结节状病变。腺腔内可见淀粉样小体（HE）

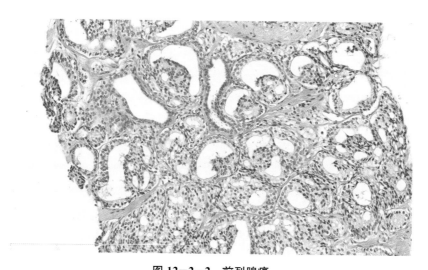

图 12-2-2　前列腺癌

癌细胞形成腺泡结构或筛状结构。细胞核体积增大，核仁明显（HE）

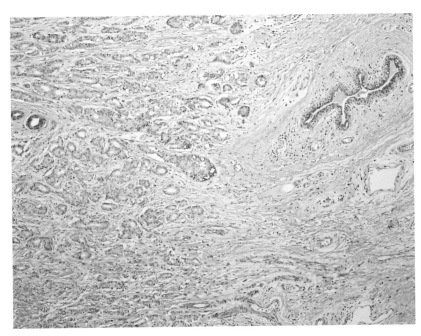

图 12-3-1 乳腺浸润性导管癌

癌细胞排列成不规则腺样结构，在间质中呈浸润性生长（HE）

第十三章　内分泌系统疾病
（Disease of endocrine system）

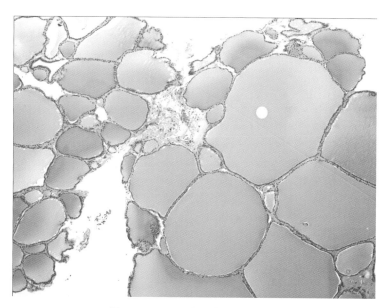

图 13－1　弥漫性非毒性甲状腺肿

滤泡大小不一，大部分滤泡体积增大，胶质增加，上皮细胞扁平（HE）

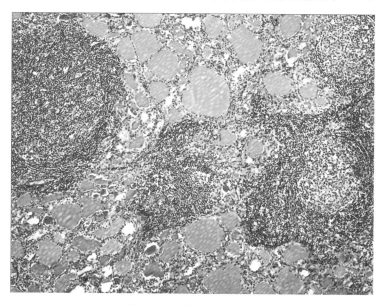

图 13－2　桥本甲状腺炎

甲状腺滤泡萎缩、消失，部分滤泡上皮嗜酸性变；
间质中大量淋巴细胞浸润伴淋巴滤泡形成（HE）

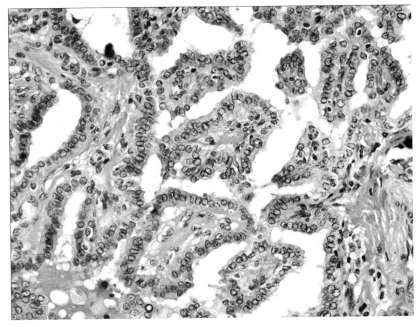

图13-3　甲状腺乳头状癌

肿瘤细胞为立方状或柱状，细胞核呈毛玻璃样，可见核沟或核内假包涵体。
肿瘤细胞排列成乳头状结构，有纤维血管轴心。间质可见砂粒体（HE）

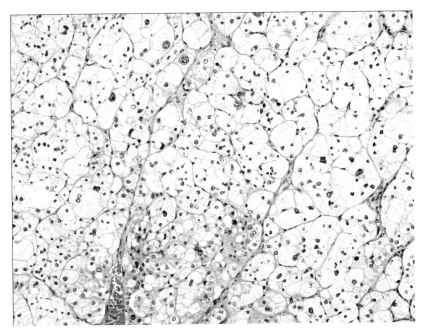

图13-4　肾上腺皮质腺瘤

由富含脂质的肿瘤细胞构成，部分肿瘤细胞可为嗜酸性；
细胞排列成团，由富含毛细血管的少量间质分隔（HE）

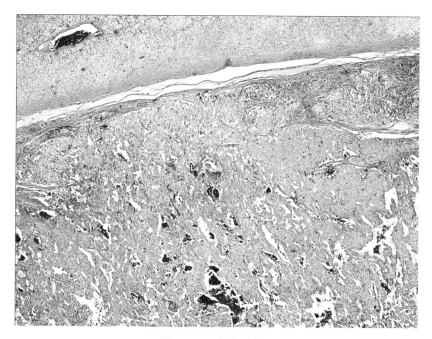

图 13-5 嗜铬细胞瘤

肿瘤细胞通常为较大的多角形细胞，呈条索状、
团巢状排列。间质内见丰富的血窦（HE）

第十四章 神经系统疾病
(Diseases of nervous system)

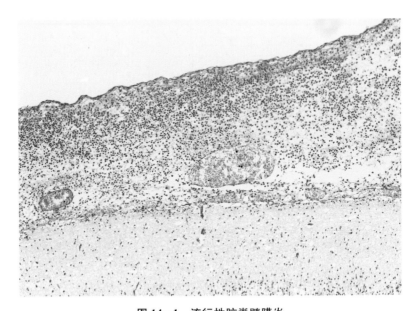

图 14－1 流行性脑脊髓膜炎

蛛网膜下腔增宽，其中有大量中性粒细胞、纤维素和少量单核细胞、
淋巴细胞浸润，血管明显扩张充血（HE）

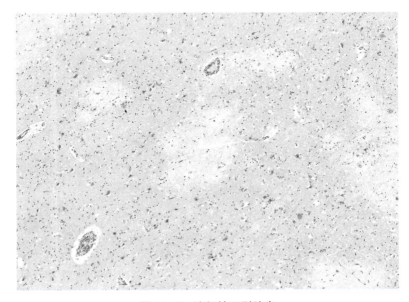

图 14－2 流行性乙型脑炎

脑组织坏死、液化，形成筛网状软化灶。淋巴细胞、
单核细胞浸润，常围绕血管形成血管套（HE）

第十五章 感染性疾病
（Infectious diseases）

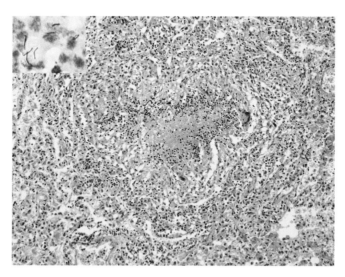

图 15-1-1 粟粒性肺结核病

肺组织中见肉芽肿及中心红染颗粒状干酪样坏死（HE），
左上插图显示抗酸染色查见阳性分枝杆菌

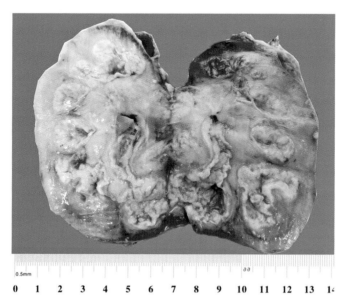

图 15-1-2 肾结核

切面见多个与肾盂相通的空洞，空洞壁附着黄白色干酪样坏死物

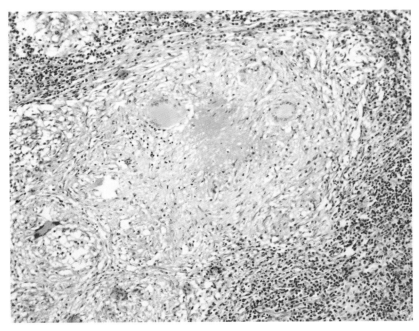

图 15－1－3 淋巴结结核

Langhans巨细胞和上皮样细胞组成肉芽肿，中央为红染颗粒状干酪样坏死（HE）

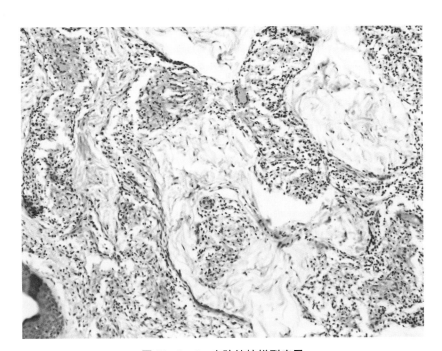

图 15－1－4　皮肤结核样型麻风

病变围绕皮肤附件、小血管及小神经呈结节状分布。

由Langhans巨细胞和上皮样细胞组成，无干酪样坏死（HE）

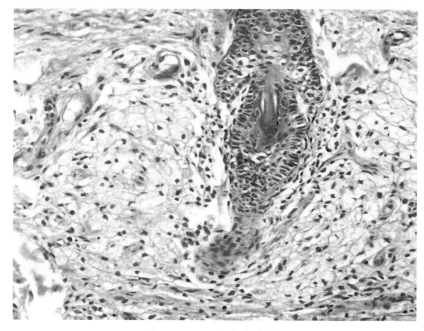

图 15-1-5　皮肤瘤型麻风

毛囊周围有大量胞质空亮的泡沫细胞聚集形成肉芽肿，伴少量淋巴细胞浸润（HE）

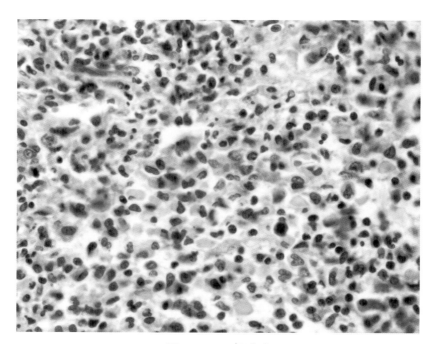

图 15-1-6　肠伤寒

淋巴组织增生，可见较多体积较大、胞质丰富淡染、核偏位的巨噬细胞。
部分巨噬细胞胞质中可见吞噬的红细胞及组织碎屑（HE）

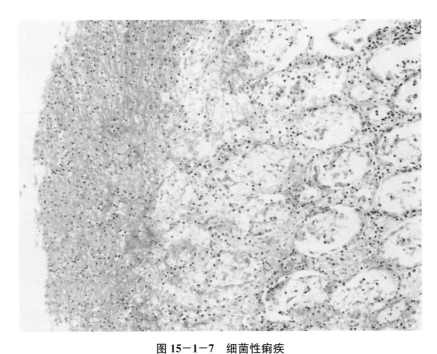

图 15－1－7　细菌性痢疾

肠黏膜浅层坏死，坏死物中可见较多红染细丝状的纤维素和中性粒细胞（HE）

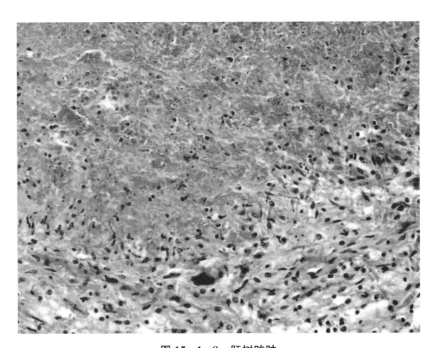

图 15－1－8　肝树胶肿

片状凝固性坏死，可见纤维结缔组织轮廓。

周边由少量上皮样细胞及多核巨细胞围绕（HE）

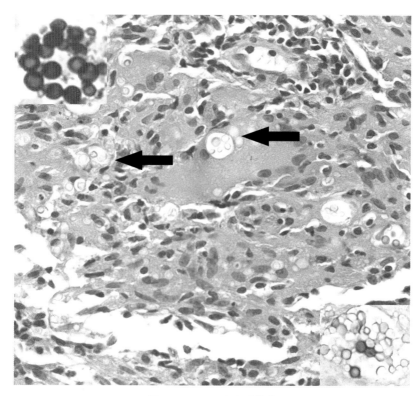

图 15－2－1　肺隐球菌病

箭头所示为多核巨细胞胞浆内所见隐球菌，圆形带厚壁荚膜。背景中可见较多淋巴细胞。

左上插图为六胺银染色中菌体形态，右下插图为粘液卡红染色中菌体形态。

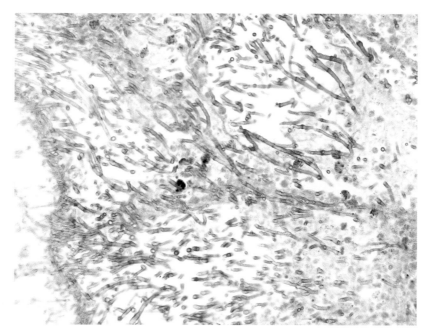

图 15－2－2　肺曲菌病

蓝染丝状真菌，菌丝粗细均匀，有分隔，常呈锐角分支（HE）

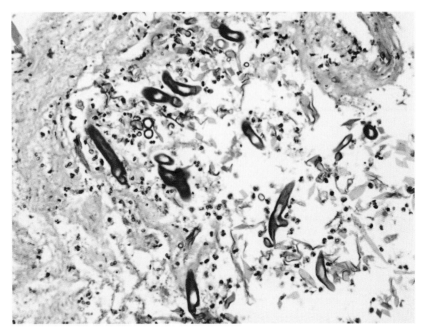

图 15-2-3　毛霉菌病

坏死物中可见丝状真菌，菌丝粗大且粗细不均，

常无分隔，分支不规则，可见直角分支（HE）

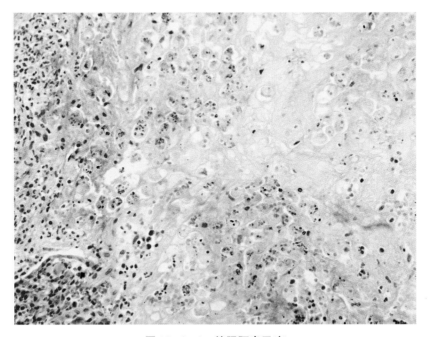

图 15-3-1　结肠阿米巴病

坏死和正常组织交界处见阿米巴滋养体，体积大，圆形，核小，

胞质中可见吞噬红细胞和红细胞溶解形成的小空泡（HE）

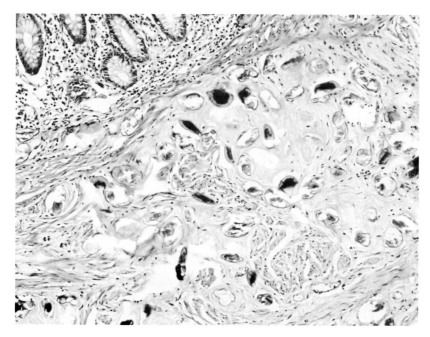

图 15-3-2 结肠血吸虫病

肠壁黏膜下层可见虫卵结节，中心为坏死钙化的虫卵，
卵壳清晰可见，周围见成纤维细胞及胶原纤维（HE）

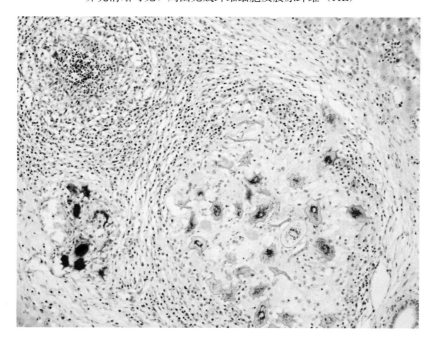

图 15-3-3 肝血吸虫病

肝汇管区内虫卵结节，卵壳清晰可见。
左上为急性虫卵结节（嗜酸性脓肿），下方为慢性虫卵结节（HE）

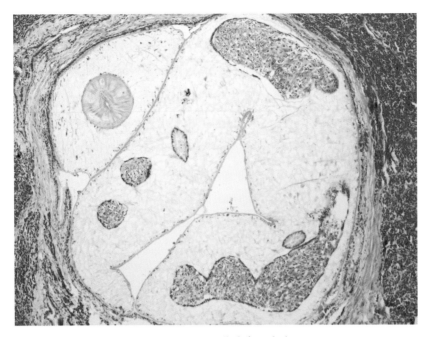

图 15-3-4 肝华支睾吸虫病

肝内胆管扩张，部分胆管腔内可见寄生虫成虫虫体，

胆管上皮细胞增生（HE）

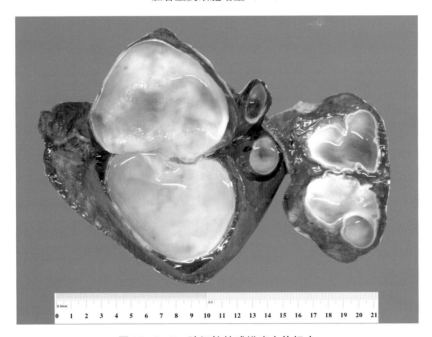

图 15-3-5 肺细粒棘球蚴病大体标本

纤维性囊壁，呈白色半透明状，内容物为胶冻状（形似粉皮）

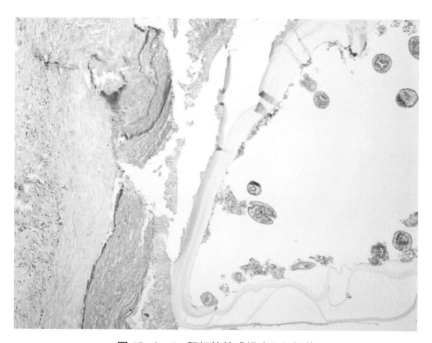

图 15-3-6　肝细粒棘球蚴病组织切片

囊壁从外向内依次是纤维性包膜、角皮层（红色平行的板层结构）、
生发层（上皮细胞构成），囊内可见六钩蚴（HE）

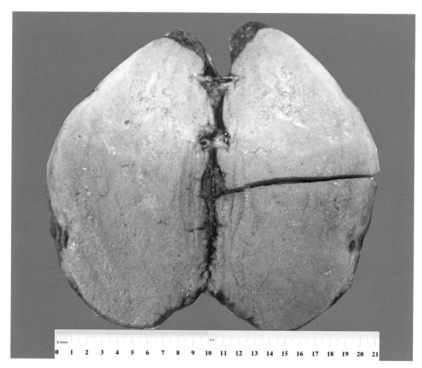

图 15-3-7　肝泡状棘球蚴病大体标本

肝变灰白，质硬，形似肿块，切面可见大量小囊泡集合
而成海绵状，囊内容物为豆渣样

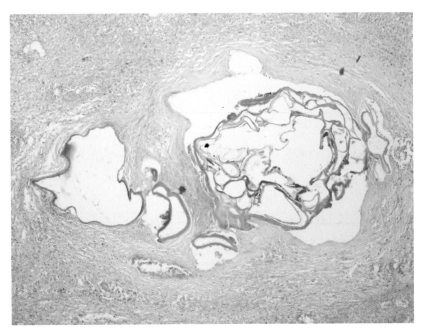

图 15－3－8 肝泡状棘球蚴病组织切片

大片肝组织凝固性坏死，坏死中可见多个小囊泡，囊壁为红色角皮层（HE）

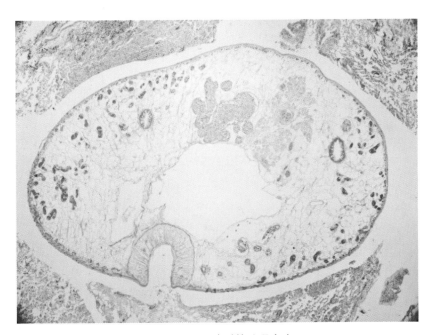

图 15－3－9 肺型并殖吸虫病

成虫虫体断面。窦道周围组织出血、坏死（HE）